Claudia Stahl-Kadlec
Hubert Donhauser

HP – Trainer
Psychologie

Repetitorium für den
psychotherapeutisch orientierten
Heilpraktiker und den psychologischen
Berater zur Ausbildungsbegleitung,
Prüfungs- und Praxisvorbereitung

Bibliografische Informationen der Deutschen Bibliothek:
Die Deutsche Bibliothek verzeichnet diese Publikation in der deutschen Nationalbibliografie; detaillierte bibliografische Informationen sind im Internet unter:
<http://dnb.ddb.de> abrufbar.

Claudia Stahl-Kadlec • Hubert Donhauser
HP-Trainer • Psychologie

2005, Lehmanns Media – LOB.de, Berlin
ISBN: 3-86541-096-0

Druck und Herstellung: TRIGGERagent, Berlin

Hinweise:

Inhaltsverzeichnis

Vorwort

Dieses Werk wendet sich vor allem an jene Therapeuten- und Berateranwärterinnen und -anwärter, die sich in ihrer Ausbildung sowie Prüfungs- und Praxisvorbereitung mit psychologischen Fragestellungen auseinandersetzen.

Berechtigt zur eigenverantwortlichen Therapie an kranken Menschen ist nur der approbierte Arzt bzw. der zugelassene Heilpraktiker, auf dem psychologischen Sektor unter bestimmten Voraussetzungen auch der dafür – z. B. nach dem Psychotherapeutengesetz (PsychThG) - zugelassene Psychologe bzw. Psychotherapeut.

Anzumerken wäre in diesem Zusammenhang, dass Psychologen und Personen mit nachweisbar weiterreichenden psychologischen Kenntnissen durch eine spezielle Überprüfung am zuständigen Gesundheitsamt einen erleichterten Zugang zu einer Heilpraktikererlaubnis für einen speziellen Tätigkeitsbereich erlangen können. Dadurch erhalten im Sinne des Heilpraktikergesetzes auch diese Personengruppen die Möglichkeit, auf den psychologischen Sektor begrenzt in einem legitimierten therapeutischen Raum eigenverantwortlich zu behandeln. Entscheidenden Einfluss haben hier unter anderem spezielle Erlasse der einzelnen Bundesländer.

Mit der zusätzlichen Verabschiedung des "Gesetzes über die Berufe des Psychologischen Psychotherapeuten und des Kinder- und Jugendlichenpsychotherapeuten (Psychotherapeutengesetz – PsychThG)", können künftig weitere Personen - mit entsprechender Ausbildung - eigenverantwortlich und selbständig therapeutisch tätig werden.

Hier ein kurzer Auszug aus Artikel 1, §1 "Berufsausübung" des Psychotherapeutengesetzes:
"(1) Wer die heilkundliche Psychotherapie unter der Berufsbezeichnung , "Psychologische Psychotherapeutin" oder "Psychologischer Psychotherapeut" oder die heilkundliche Kinder- und Jugendlichenpsychotherapie unter der Berufsbezeichnung ,,Kinder- und Jugendlichenpsychotherapeutin" oder "Kinder- und Jugendlichenpsychotherapeut" ausüben will, bedarf der Approbation als Psychologischer Psychotherapeut oder Kinder- und Jugendlichenpsychotherapeut. ... Die Berufsbezeichnungen nach Satz 1 darf nur führen, wer nach Satz 1 oder 2 zur Ausübung der Berufe befugt ist. Die Bezeichnung ,,Psychotherapeut" oder ,,Psychotherapeutin" darf von anderen Personen als Ärzten, Psychologischen Psychotherapeuten oder Kinder- und Jugendlichenpsychotherapeuten nicht geführt werden. ..."

Durch Urteile des Bundesverfassungsgerichts (vom 21.03.1993) und des Bundesverwaltungsgerichts (vom 21.01.1993) wurden die rechtlichen Voraussetzungen geschaffen, auch nicht akademisch ausgebildeten Personen die Möglichkeit einer Ausübung der Psychotherapie zu eröffnen. Verwirklicht wurde dies durch das Heilpraktikergesetz – ohne es jedoch zu verändern. Auf dieser Gesetzesgrundlage kann also eine auf das Gebiet der Psychotherapie eingeschränkte Ausübung der Heilkunde erwirkt werden. So ist der "Heilpraktische Psychotherapeut" entstanden.

Außerhalb des – durch die rechtlichen Vorgaben eng gesteckten – therapeutischen Rahmens dürfen sogenannte "freie psychologische Berater" nur außerheilkundlich tätig werden und somit keine kranken Menschen behandeln. Freie psychologische Berater üben also keine erlaubnispflichtigen behandlerischen Tätigkeiten aus. Sie können jedoch unterschiedliche psychologische "Werkzeuge" wie z. B. Methoden und

Erfahrungen aus diesem Bereich anwenden und sie im Rahmen verschiedener Dienstleistungen auf dem Beratungssektor anbieten.

Nach der heute gängigen Rechtssprechung kann eine Behörde (bzw. ein Gericht oder auch ein außenstehender Dritter) allerdings veranlassen, dass die Kompetenz eines psychologischen Beraters festgestellt bzw. überprüft wird. In diesem Falle muss der Erwerb von entsprechenden Kenntnissen dargelegt bzw. nachgewiesen werden.

In der Praxis – und zwar sowohl in der Beratung als auch in der Therapie – wird zum Wohle des Klienten bzw. Patienten fachliche Kompetenz und Sicherheit unbedingt vorausgesetzt. Diese beiden Faktoren bilden die Grundlage für das Vertrauen der Menschen, die in einer psychologischen Sprechstunde Hilfe erhoffen.

Gerade hinsichtlich der Belange, die die menschliche Psyche tangieren, muss ein festes Fundament, ein besonderes Klima zwischen dem Klienten und dem Berater bzw. Therapeuten geschaffen werden, das gekennzeichnet ist von toleranter Annahme bis respektierender Distanz.

Psychologische Beratung wie auch Psychotherapie sollte eingebettet sein in einen umfassenden, patientenbezogenen Zusammenhang, d. h. auch somatische, soziale und umweltbedingte Perspektiven des Klienten bzw. Patienten müssen hinsichtlich der Beratung bzw. Therapie berücksichtigt werden. Erst dann kann von einer ganzheitlichen Heilbehandlung des Menschen gesprochen werden.

Um einem solchen Anspruch gerecht zu werden, muss der Behandler seine eigene Persönlichkeit, d. h. sich selbst mannigfaltig erfahren und erlebt haben. Eine beratende und therapeutische Funktion erfordert bewusste Reflexion auf sich selbst und seine Umgebung sowie Reife und Disziplin – Qualitäten, die nicht standardisiert oder gar dogmatisch in Vorlesungen, Kursen etc. unterrichtet bzw. erlernt werden können.

Die eigene Selbsterfahrung, das eigene Erleben, eigene Empfindungen, Emotionen, Intuitionen, Begegnungen und Kontakte auf den Ebenen Geist, Seele und Körper sind ebensolche Elemente des Lernens in diesem Bereich wie fundiertes medizinisches und psychologisches Grundwissen.

Weder die Ausbildung zum psychologischen Berater noch die zum Heilpraktiker ist staatlich reglementiert. Jedoch wird gerade dem in der Diagnostik und Therapie tätigen Heilpraktiker z. B. auf Grund der Sorgfaltspflicht (vgl. hierzu auch BGH-Urteil vom 29.01.1991 – VI ZR 206/90) insgesamt anheim gelegt, eine solide Ausbildung in den theoretischen und praktischen heilkundlichen Grundlagen zu durchlaufen.

Ziel dieses Buches ist es, durch Darlegen von wichtigen Wissensinhalten (in Frage und Antwort) Ausbildung und Prüfungsvorbereitung zu unterstützen, um letztendlich professionelle Sicherheit in Beratung und Behandlung von Klienten und Patienten zu verstärken.

Das Werk will dem Lernenden also nicht erst im Endspurt auf die Überprüfung im Fachbereich Psychologie helfen, sondern ihn schon während der Ausbildung begleiten.

Dabei sollen gleichzeitig Hinweise auf Studien- und Prüfungsschwerpunkte gegeben werden. Deshalb wurden auch relevante Fragen aus dem seit dem 01. Januar 2001 in Kraft getretenen, Infektionsschutzgesetz (IfSG) mit aufgenommen.

Über die Vorbereitung auf die eingeschränkte Heilpraktiküberprüfung hinaus versteht sich das Buch im Rahmen der Ausbildung zum ganzheitlich tätigen Heilpraktiker auch als Ergänzung sowie teilweise Wiederholung und Vertiefung zum Repetitorium für den Heilpraktiker, welcher vorrangig die medizinischen und z. T. auch naturheilkundliche Themen aufgreift.

Häufig ist zu beobachten, dass während der Ausbildung Lernzielkontrollen fehlen, die eine Einschätzung des eigenen Wissens ermöglichen würden.

Es wäre überaus wichtig, sich schon während der Ausbildung mit Prüfungsanforderungen zu konfrontieren: Dies würde nicht nur großen Nutzen für eine problemlosere Prüfungsbewältigung bringen, sondern auch Vorteile für eine künftige verantwortungsvolle Praxistätigkeit.

Die Autoren haben sich bei der Auswahl und Zusammenstellung der Fragen – die überwiegend aus Gedächtnisprotokollen von amtsärztlichen Überprüfungen stammen – sowie bei der Beantwortung und Kommentierung der Lösungen um größtmögliche Richtigkeit bemüht. Dennoch kann daraus keine Gewähr für die in diesem Buch enthaltenen Angaben und Aussagen abgeleitet werden.

Häufig werden medizinische und psychologische Erkenntnisse in der Literatur unterschiedlich dargestellt und diskutiert. Daher wird der Lernende nicht von einer weiteren und tieferen Einarbeitung in psychologische, medizinische und rechtliche Belange entbunden, wobei die Literaturhinweise am Ende dieses Buches eine Orientierungshilfe geben sollen.

Wir bitten Sie um Verständnis dafür, dass wir aus Gründen der Übersichtlichkeit darauf verzichtet haben, die Berufsbezeichnungen jeweils zusätzlich in der weiblichen Form aufzuführen.

An dieser Stelle danken wir all` jenen ganz herzlich, die zum Gelingen des Buches beigetragen haben. Danken möchten wir auch den Amtsärztinnen und Amtsärzten, die mit ihren richtungweisenden Ideen und Impulsen die große Überprüfungs- und Praxisnähe dieses Buches mitgestaltet haben.

Mit Ihren Anregungen, Informationen und kritischen Anmerkungen würden auch Sie wesentlich dazu beitragen, dieses Projekt aktuell zu halten.

Wir wünschen, dass Ihnen das vorliegende Buch über die Prüfungsvorbereitung hinaus als Hilfe zu einer verantwortlichen Praxistätigkeit dienlich wäre.

HP Claudia Stahl-Kadlec & Dr. Dr. Hubert Donhauser

1. Berufsrecht – Gesetzeskunde

1.

Was versteht man unter dem Begriff Heilkunde?

Heilkunde im Sinne des Gesetzes über die berufsmäßige Ausübung der Heilkunde ohne Bestallung ist jede berufs- oder gewerbsmäßig vorgenommene Tätigkeit zur Feststellung, Heilung oder Linderung von Krankheiten, Leiden oder Körperschäden bei Menschen, auch wenn sie im Dienste von anderen ausgeübt wird.

2.

Nennen Sie die wichtigsten Pflichten des Heilpraktikers!

- **Aufklärungspflicht** (hinsichtlich Diagnose, Therapie, Nebenwirkungen, Gefahren, Kosten)
- **Schweigepflicht** (z. B. im Sinne der Zivilprozeßordnung (ZPO), des Strafgesetzbuches (StGB) oder des Bundesdatenschutzgesetzes)
- **Sorgfaltspflicht** (z. B. einwandfreie Einrichtung, Hygiene, Fortbildung, Arbeiten entsprechend "lege artis")
- **Hilfspflicht** (z. B. in Notfällen)
- **Haftpflicht** (Versicherung)
- **Dokumentationspflicht**
- **Meldepflicht** (z. B. IfSG).

3.

Darf ein Diplom-Psychologe, der die eingeschränkte Heilpraktiküberprüfung abgelegt hat, invasive Therapien wie z. B. Injektionen am Patienten vornehmen?

Dem Psychologen mit bestandener Heilpraktiküberprüfung auf dem Sektor Psychotherapie sind nur **Behandlungen in seinem medizinischen Umkreis** erlaubt!

4.

Welche wichtigen Gesetze und Verordnungen wären für den praktizierenden Psychotherapeuten (auch Heilpraktiker) zum Beispiel relevant?

Folgende Gesetze und Verordnungen wären für den praktizierenden Psychotherapeuten (auch Heilpraktiker) zum Beispiel relevant:

- Heilpraktikergesetz vom 17.02.1939 (mit 1. Durchführungsverordnung (DVO)
- 3. Durchführungsverordnung (DVO) zum Gesetz über die Vereinheitlichung des Gesundheitswesens
- Unterbringungsgesetz - Recht der zwangsweisen Unterbringung psychisch Kranker
- Infektionsschutzgesetz
- Gesetz über den Verkehr mit Arzneimitteln
- Betäubungsmittelgesetz
- Medizinproduktegesetz
- Unfallverhütungsvorschriften
- Gesetz über Ordnungswidrigkeiten
- Gesetz über die Werbung auf dem Gebiet des Heilwesens
- Gesetz über den unlauteren Wettbewerb
- Gesetz über das Führen akademischer Grade
- Gesetz über Titel, Orden und Ehrenzeichen.

5.

Was versteht man unter dem Begriff Kurierfreiheit?

Kurierfreiheit bedeutet die Freiheit des Heilpraktikers zur Feststellung, Heilung und Linderung von Krankheiten, Leiden oder Körperschäden beim Menschen. Ausnahme: Notfall!

6.

Was ist dem Heilpraktiker bezüglich seiner Berufsausübung gegenüber einem approbierten Arzt in der Praxis nicht erlaubt?

Die Berufs- und Tätigkeitseinschränkungen des Heilpraktikers werden den verschiedensten Gesetzen und Verordnungen entnommen. Das gilt auch für zwingende Vorschriften, die bei der Berufsausübung zu beachten sind.

Folgende **Tätigkeitseinschränkungen** sind zu beachten:

- **Ausübung** der Heilkunde **ohne Erlaubnis** (Heilpraktikergesetz HPG § 1)
- Berufsausübung **unter anderer Bezeichnung** als unter dem Titel **"Heilpraktiker"** (HPG § 1)
- Ausübung der Heilkunde im **Umherziehen** (HPG § 3, 5a)
- Ausübung der **Zahnheilkunde** (HPG § 6)
- Ausübung der Heilkunde **bei gelegentlichen Vorträgen oder im Anschluß an Vorträge** (3. Durchführungsverordnung DVO § 2)

- Durchführung der **Leichenschau** und Ausstellung von **Totenscheinen** (3. DVO § 72)
- **Behandlung meldepflichtiger übertragbarer Krankheiten** (siehe z. B. IfSG)
- **Durchführung angeordneter Schutzimpfungen** (IfSG)
- **Arbeit mit vermehrungsfähigen Keimen** ohne Erlaubnis (IfSG
- **Leistung von Geburtshilfe** (Überwachung vom Beginn der Wehen an bis zum Schluss des Muttermundes; Hebammengesetz § 4) Ausnahme: Notfall
- **gewerbs- oder berufsmäßige Herstellung und Abgabe von Arzneimitteln** ohne Erlaubnis (Arzneimittelgesetz AMG)
- **Verschreibung von Arzneimitteln,** deren Verschreibung ausdrücklich Ärzten vorbehalten ist (AMG)
- **Verschreibung von betäubungsmittelhaltigen Präparaten** (sowie deren Herstellung oder deren Anbau; Betäubungsmittelgesetz BtMG)
- **vorschriftswidrige Abfallbeseitigung** (betrifft Chemikalien, Kanülen, infektiöses Material u. a., Unterlagen wie z. B. Karteikarten und Patientenunterlagen; siehe Abfallbeseitigungsgesetz und Vorschriften der Ortsbehörde)
- Durchführung von Heilbehandlungen nach der Reichsversicherungsordnung, also **keine Behandlung auf Krankenschein** (RVO §§ 122 und 182)
- **Benutzung nicht geeichter eichpflichtiger Geräte** (z. B. Geräte zur quantitativen Messung; Eichverordnung etc.)
- **nichtordnungsgemäße Instandhaltung medizinisch-technischer Geräte** (Medizinproduktegesetz MPG)
- **unzulässige und irreführende Werbung** im Zusammenhang mit der Berufsausübung (Gesetz über die Werbung auf dem Gebiete des Heilwesens HWG)
- **Führung eines akademischen Grades** ohne Genehmigung einer deutschen Behörde, auch wenn er von einer ausländischen Hochschule verliehen wurde (Gesetz über die Führung akademischer Grade)
- **Untersuchung bei strafbaren Handlungen** (Untersuchungen oder Entnahme von Blutproben; siehe Strafprozessordnung StPO)
- **Anwendung von Röntgen-Strahlen** ohne Genehmigung sowie fachlichen Nachweis (Verordnung über den Schutz von Schäden durch Röntgenstrahlen RöV § 23)
- **Benutzung des Roten Kreuzes oder des Schweizer Wappens** im Zusammenhang mit der Berufsausübung ohne ausdrückliche Genehmigung (Gesetz über Ordnungswidrigkeiten)

- **zwangsweise Einweisung in ein Pflegeheim oder eine psychiatrische Anstalt** (nach dem Unterbringungsgesetz nur Juristen erlaubt)
- Aufnahme oder Fortführung von Untersuchungen und/oder Behandlungen, wenn der HP im Rahmen der **Sorgfaltspflicht** erkennen muss, dass seine Kenntnisse, Fähigkeiten und Möglichkeiten für den betreffenden Fall nicht ausreichen; dies gilt besonders im Falle der akuten Lebensgefahr. Zu beachten wäre in diesem Zusammenhang auch das Verbot von **Ferndiagnosen** und **Fernbehandlungen**.

7.

Welche speziellen Therapien darf ein psychologischer Berater an psychosomatisch erkrankten Menschen durchführen?

Der psychologische Berater zählt zu den **nichtärztlichen**, d. h. **außerheilkundlichen** Beraterberufen auf dem psychologischen Sektor. Ihm sind Handlungen zur Linderung und Heilung von Krankheiten - seien sie psychischer oder psychosomatischer Genese - untersagt! Er darf lediglich in psychologischer Hinsicht Beratungsfunktion bei Gesunden ausüben (Prävention, Prophylaxe etc.).

8.

Welcher Paragraph des Strafgesetzbuches (StGB) bezieht sich auf Schuldunfähigkeit wegen seelischer Störungen?

Es handelt sich hierbei um den **§ 20 des Strafgesetzbuches (StGB)**:
"Ohne Schuld handelt, wer bei Begehung der Tat wegen einer krankhaften seelischen Störung, wegen einer tiefgreifenden Bewußtseinsstörung oder wegen Schwachsinns oder einer schweren anderen seelischen Abartigkeit unfähig ist, das Unrecht der Tat einzusehen oder nach dieser Einsicht zu handeln."

9.

Darf ein psychologischer Berater bzw. Heilpraktiker bei strafbaren Handlungen Untersuchungen vornehmen und Gutachten ausstellen?

Nein, ihm sind Untersuchungen und Gutachten bei strafbaren Handlungen **absolut untersagt**. Auskunft hierüber gibt die **Strafprozessordnung (StPO)** in der zuletzt geänderten Fassung vom 21.08.1995 (BGBl. I S. 1050), (BGBl. III 312-2). (Auszüge):

§ 81a
(1) Eine körperliche Untersuchung des Beschuldigten darf zur Feststellung von Tatsachen angeordnet werden, die für das Verfahren von Bedeutung sind. Zu diesem Zweck sind Entnahmen von Blutproben und andere körperliche Eingriffe, die von einem Arzt nach den Regeln der ärztlichen Kunst zu

Untersuchungszwecken vorgenommen werden, ohne Einwilligung des Beschuldigten zulässig, wenn kein Nachteil für seine Gesundheit zu befürchten ist.

§ 81c

(1) Andere Personen als Beschuldigte dürfen, wenn sie als Zeugen in Betracht kommen, ohne ihre Einwilligung nur untersucht werden, soweit zur Erforschung der Wahrheit festgestellt werden muss, ob sich an ihrem Körper eine bestimmte Spur oder Folge einer Straftat befindet.

(2) Bei anderen Personen als Beschuldigten sind Untersuchungen zur Feststellung der Abstammung und die Entnahme von Blutproben ohne Einwilligung des zu Untersuchenden zulässig, wenn kein Nachteil für seine Gesundheit zu befürchten und die Maßnahmen zur Erforschung der Wahrheit unerlässlich sind. Die Untersuchungen und die Entnahme von Blutproben dürfen stets nur von einem Arzt vorgenommen werden.

10.

Für welche Personen ist die Anwendung des § 21 StGB gerechtfertigt?

Der **§ 21 des StGB** gibt Auskunft über eine **verminderte Schuldfähigkeit** bei strafbaren Handlungen. Dieser Paragraph trifft nur dann zu bzw. ist in der Anwendung gerechtfertigt, wenn eine Person bei Begehen einer Straftat unter einer mehr oder weniger ausgeprägten psychischen Störung zu leiden hatte:

"Ist die Fähigkeit des Täters, das Unrecht der Tat einzusehen oder nach dieser Einsicht zu handeln, aus einem der in § 20 bezeichneten Gründe bei Begehung der Tat erheblich vermindert, so kann die Strafe nach § 49 Abs. 1 gemildert werden."

11.

Welche Gründe könnten eine Einweisung in ein psychiatrisches Krankenhaus indizieren?

Zu den **ausschlaggebenden Gründen** zählt, wenn eine Person z. B. psychisch erkrankt oder infolge einer Geistesschwäche oder Sucht psychisch gestört wäre und dadurch die öffentliche Ordnung und Sicherheit in erheblichem Maße gefährden würde.

Ein weiterer Grund wäre, wenn eine Person ihre Gesundheit entscheidend aufs Spiel setzen würde.

12.

In welcher Art und Weise dür- fen die Praxis- räume eines Psy- chotherapeuten (Heilpraktiker oder Arzt) ander- weitig verwendet werden?

Die Praxisräume eines Heilpraktikers sind für die eigentliche Praxistätigkeit - Beratung, Diagnose und Therapie von Klienten bzw. Patienten - bestimmt. Die Räume dürfen auch außerhalb der Sprechzeiten **nicht zweckentfremdet** werden für andere, nicht praxisspezifische Belange.

13.

Welche wichti- gen Aussagen bezüglich der Einlieferung von Patienten gibt der § 63 des StGB (Einweis- ungsgesetz)?

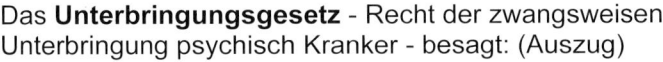

Eine Einlieferung darf im Prinzip nur dann erfolgen, wenn eine Gefährdung durch weniger einschneidende **Möglichkeiten und Mittel nicht mehr abgewendet werden kann**. Dabei ist zu beachten, dass innerhalb der ersten 24 Stunden nach der Einweisung eine mündliche Anhörung durch ein Gericht gewährleistet sein muss. Nur der Richter darf eine letztlich gültige Entscheidung über Einweisung und Fortdauer der Unterbringung treffen.

14.

Für welche pa- thologischen Störungen ist in der Regel eine Schuldfähigkeit auszuschließen?

Eine **Schuldfähigkeit** ist z. B. in der Regel auszuschließen:
- bei Vorhandensein einer signifikanten geistigen Behin- derung
- bei einer tiefgreifenden Bewußtseinsstörung
- bei Vorhandensein einer akuten Psychose
- bei Vorliegen von signifikanten seelischen Abartigkeiten.

15.

Was besagt das Unterbringungs- gesetz (Recht der zwangswei- sen Unterbring- ung psychisch Kranker) zu den Voraussetzun- gen einer Unter- bringung?

Das **Unterbringungsgesetz** - Recht der zwangsweisen Unterbringung psychisch Kranker - besagt: (Auszug)

§ 1 Voraussetzungen der Unterbringung
Psychisch Kranke können gegen ihren Willen in einer nach § 2 anerkannten Einrichtung untergebracht werden, wenn sie unterbringungsbedürftig sind. Psychisch Kranke im Sinne dieses Gesetzes sind Personen, bei denen
1. eine geistige oder seelischeKrankheit,
2. Behinderung oder
3. Störung von erheblichem Ausmaß einschließlich einer physischen oder psychischen Abhängigkeit von Rauschmitteln oder Medikamenten
vorliegt.

16.

Welche Einrichtungen sind nach dem Unterbringungsgesetz (Recht der zwangsweisen Unterbringung psychisch Kranker) zugelassen?

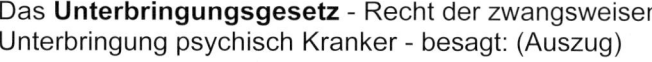

Das **Unterbringungsgesetz** - Recht der zwangsweisen Unterbringung psychisch Kranker - besagt: (Auszug)

§ 2 Anerkannte Einrichtungen

(1) Anerkannte Einrichtungen sind
1. psychiatrische Krankenhäuser des Landes,
2. Universitätskliniken des Landes und das psychiatrische Krankenhaus des Zentralinstituts für seelische Gesundheit in Mannheim,
3. sonstige durch die Regierungspräsidien nach Absatz 2 zugelassene Einrichtungen.

(2) Die Zulassung sonstiger Einrichtungen zur Unterbringung psychisch Kranker darf nur erfolgen, wenn die Einrichtung insbesondere im Hinblick auf ihre personelle und sachliche Ausstattung, Organisation sowie medizinische und persönliche Betreuung der Kranken für die Unterbringung geeignet ist. Die Zulassung kann entsprechend den Gegebenheiten in der Einrichtung auf bestimmte Krankengruppen beschränkt werden; sie kann mit Auflagen verbunden werden und ist widerruflich.

17.

Welcher wichtigen Rechtsvorschrift unterliegt das Betreiben einer privaten Krankenanstalt?

Das **Betreiben einer Privatkrankenanstalt** unterliegt z. B. der Gewerbeordnung - zuletzt geändert am 23.11.1994 (BGBl. I S. 3475). (Auszug):

§ 30

(1) Unternehmer von Privatkranken-, Privatentbindungs- und Privatnervenkliniken bedürfen einer Konzession der zuständigen Behörde. (...)
(2) Vor Erteilung der Konzession sind über die Fragen zu Absatz 1 Nr. 3 und 4 die Ortspolizei- und die Gemeindebehörden zu hören.
Ausgenommen sind hier reine Erholungsheime.
Alle Privatkrankenanstalten haben als Fachaufsicht die Gesundheitsbehörden zu dulden (vgl. DVO zum Gesetz über die Vereinheitlichung des Gesundheitswesens).

18.

Darf ein Heilpraktiker, der die eingeschränkte Überprüfung für Psychotherapie beim Amtsarzt erfolgreich abgelegt hat, die Heilkunde im Umherziehen ausüben?

Gesetzliche Grundlage des Heilpraktikerberufes bildet das **Gesetz über die berufsmäßige Ausübung der Heilkunde ohne Bestallung (Heilpraktikergesetz)** vom 17.02.1939 (RGBl. I S. 251), geändert durch Art. 53 des EGStGB vom 02.03.1974 (BGBl. I S. 469).

In den §§ 3 und 5a wird folgendes festgelegt:
§ 3
Die Erlaubnis nach § 1 berechtigt nicht zur Ausübung der Heilkunde im Umherziehen.
§5a
(1) Ordnungswidrig handelt, wer als Inhaber einer Erlaubnis nach § 1 die Heilkunde im Umherziehen ausübt.
(2) Die Ordnungswidrigkeit kann mit einer Geldbuße bis fünftausend Deutsche Mark geahndet werden.

19.

Welche Art von rechtlicher Verbindlichkeit weist die Berufsordnung für psychotherapeutisch orientierte Heilpraktiker (BOH) auf?

Die BOH weist keine eigentliche rechtliche Verbindlichkeit auf! Sie gibt allerdings Hinweise und Maßgaben standespolitischer Art für den Beruf des Heilpraktikers.

20.

Muss sich ein psychologischer Berater oder Psychotherapeut (auch Heilpraktiker) bei Praxiseröffnung bei der Berufsgenossenschaft anmelden?

- Jeder, der sich mit einer eigenen Praxis selbständig macht, hat die Verpflichtung, sich innerhalb einer Woche nach dem Termin der offiziellen Praxiseröffnung bei der Berufsgenossenschaft für Gesundheit und Wohlfahrtspflege (BGW) anzumelden. Daraufhin überprüft die BGW, ob der Betreffende versicherungspflichtig ist bzw. somit Beiträge zu entrichten hat.
- Prinzipiell gilt folgendes: Ein HP muss sich zwar anmelden, ist aber in der Regel versicherungs- und beitragsfrei. Beitragspflichtig wäre er, wenn er als Unternehmer Personal beschäftigen würde.

21.

Wer ordnet in der Regel die Unterbringung in einem psychiatrischen Krankenhaus an?

Auskunft hierüber gibt der **§ 63 des StGB**:
"Hat jemand eine rechtswidrige Tat im Zustand der Schuldunfähigkeit (§ 20) oder der verminderten Schuldfähigkeit (§ 21) begangen, so ordnet das Gericht die Unterbringung in einem psychiatrischen Krankenhaus an, wenn die Gesamtwürdigung des Täters und seiner Tat ergibt, dass von ihm infolge seines Zustandes erhebliche rechtswidrige Taten zu erwarten sind und er deshalb für die Allgemeinheit gefährlich ist."

22.

Welche gesetzliche Bestimmung gebietet Ihnen als psychologischer Berater bzw. Psychotherapeut, auch in einem Notfall helfen zu müssen?

Entscheidend ist hierbei **§ 323c** des **Strafgesetzbuchs (StGB)** mit folgender Aussage:

"Unterlassene Hilfeleistung
Wer bei Unglücksfällen oder gemeiner Not nicht Hilfe leistet, obwohl dies erforderlich und ihm den Umständen nach zuzumuten, insbesondere ohne erhebliche eigene Gefahr und ohne Verletzung anderer wichtiger Pflichten möglich ist, wird mit Freiheitsstrafe bis zu einem Jahr oder mit Geldstrafe bestraft."

23.

Welche Aufbewahrungsfristen medizinischer Unterlagen im Rahmen der Dokumentationspflicht kennen Sie?

Arbeitsunfähigkeitsbescheinigungen (Durchschrift)	1 Jahr
Arztakten	10 Jahre
Abrechnungsunterlagen (KV)	6 Jahre
Betäubungsmittel (BTM-Rezeptdurchschriften und BTM-Karteikarten)	3 Jahre
EEG/EKG-Streifen	10 Jahre
Inventare und Inventarnachweise	10 Jahre
Jahresabschlüsse	10 Jahre
Jugendarbeitsschutzuntersuchungen	10 Jahre
Krankenhaus-Berichte	10 Jahre
Patientenkarteikarten	10 Jahre
Röntgenbehandlungen (Aufzeichnungen, Berechnungen)	30 Jahre
Röntgenuntersuchungen	10 Jahre
Sonographische Untersuchungen (Aufzeichnungen, Fotos, Disketten etc.)	10 Jahre
Strahlendiagnostik (Aufzeichnungen, Filme)	10 Jahre
Zytologische Befunde (Krebsfrüherkennung	10 Jahre

Entsprechende Richtlinien zu den Aufbewahrungsfristen geben nicht nur die Berufsordnungen der einzelnen Heilberufe vor, sondern es sind auch die gesetzlichen Bestimmungen (BGB) bzw. Die Verträge (z. B. BMV/A-EKV) hierfür relevant!

24.

**In einer Natur-
heilpraxis - auch
für den Fachbe-
reich Psycholo-
gie -spielen Hy-
gienefaktoren
wie z. B. die Des-
infektion eine
Rolle. Definieren
Sie den Begriff
Desinfektion und
zeigen Sie den
Unterschied zur
Sterilisation auf!**

Desinfektion bedeutet Maßnahmen, die durch

- Abtötung
- Reduzierung
- Inaktivierung
- Entfernung

von pathogenen Mikroorganismen (Bakterien, Viren, Pilzen, Protozoen) ein **Material** in einen **nichtinfektiösen Zustand** versetzen (sogenannte „Keimarmut", Sporen können überleben).

Sterilisation bedeutet Maßnahmen, die eine **völlige Keimfreiheit** bezwecken (Entkeimung), d. h. Abtöten oder Entfernen aller lebensfähigen Vegetativ- und Dauerformen (Sporen) von pathogenen und apathogenen Mikroorganismen z. B. durch

- **Heißluftsterilisation** (z. B. bei 160 °C: 200 Minuten, bei 180 °C: 30 Minuten, bei 200 °C: 10 Minuten)
- **Dampfsterilisation** mit gespanntem und gesättigtem Wasserdampf im Autoklaven (z. B. bei 121 °C: 20-30 Minuten, bei 134 °C: 10-15 Minuten, bei 140 °C: 10 Minuten).

Die Sterilisiergeräte werden nach Anweisungen des Herstellers betrieben.

25.

**Warum ist der
Paragraph 24
des IfSG für den
praktizierenden
Psychothera-
peuten bzw. Heil-
praktiker so
wesentlich?**

Im Abschnitt 5 des IfSG macht der § 24 „Bekämpfung übertragbarer Krankheiten" folgende Aussagen zur Behandlung bestimmter Infektionen bzw. Erkrankungen:
„Die Behandlung von Personen, die an einer der in **§ 6 Abs. 1 Satz 1 Nr. 1, 2 und 5 oder § 34 Abs. 1** genannten übertragbaren Krankheiten erkrankt oder dessen verdächtig sind oder die mit einem Krankheitserreger nach **§ 7** infiziert sind, ist insoweit **im Rahmen der berufsmäßigen Ausübung der Heilkunde nur Ärzten gestattet.** Satz 1 gilt entsprechend **bei sexuell übertragbaren Krankheiten** und für Krankheiten oder Krankheitserreger, die durch eine Rechtsverordnung auf Grund des **§ 15 Abs. 1** in die Meldepflicht einbezogen sind. Als Behandlung im Sinne der Sätze 1 und 2 gilt auch der direkte und indirekte Nachweis eines Krankheitserregers für die Feststellung einer Infektion oder übertragbaren Krankheit; § 46 gilt entsprechend".
Der Grund für diese Einteilung liegt in der Schwere der Erkrankungen bzw. den möglichen Komplikationen und in der zu ihrer Behandlung notwendigen Medikamentation.

26.

Welche Krankheiten sind nach Paragraph 6 (1) des IfSG namentlich zu melden und weisen darüber hinaus ein Behandlungsverbot nach Paragraph 24 IfSG für Heilpraktiker auf?

Nach dem IfSG § 6 (1) gilt folgendes:

(1) **Namentlich ist zu melden**:

1. der **Krankheitsverdacht, die Erkrankung sowie der Tod** an
   a) Botulismus
   b) Cholera
   c) Diphtherie
   d) humaner spongiformer Enzephalopathie, außer familiär-hereditärer Formen
   e) akuter Virushepatitis
   f) enteropathischem hämolytisch-urämischem Syndrom (HUS)
   g) virusbedingtem hämorrhagischen Fieber
   h) Masern
   i) Meningokokken-Meningitis oder -Sepsis
   j) Milzbrand
   k) Poliomyelitis (als Verdacht gilt jede akute schlaffe Lähmung, außer wenn traumatisch bedingt)
   l) Pest
   m) Tollwut
   n) Typhus abdominalis/Paratyphus
   sowie die **Erkrankung und der Tod** an einer behandlungsbedürftigen Tuberkulose, auch wenn ein bakteriologischer Nachweis nicht vorliegt,

2. der **Verdacht auf und die Erkrankung an** einer mikrobiell bedingten Lebensmittelvergiftung oder an einer akuten infektiösen Gastroenteritis, wenn
   a) eine Person betroffen ist, die eine Tätigkeit im Sinne des § 42 Abs. 1 ausübt,
   b) zwei oder mehr gleichartige Erkrankungen auftreten, bei denen ein epidemischer Zusammenhang wahrscheinlich ist oder vermutet wird,

3. der **Verdacht** einer über das **übliche Ausmaß einer Impfreaktion hinausgehenden** gesundheitlichen Schädigung,

4. die **Verletzung eines Menschen durch ein tollwutkrankes, -verdächtiges oder -ansteckungsverdächtiges Tier** sowie die **Berührung** eines solchen Tieres oder Tierkörpers,

5. soweit nicht nach den Nummern 1 bis 4 meldepflichtig, das **Auftreten**
   a) einer bedrohlichen Krankheit oder
   b) von zwei oder mehr gleichartigen Erkrankungen, bei denen ein epidemischer Zusammenhang wahrscheinlich ist oder vermutet wird, wenn dies auf eine

schwerwiegende Gefahr für die Allgemeinheit hinweist und Krankheitserreger als Ursache in Betracht kommen, die nicht in § 7 genannt sind.

27.

Ist laut IfSG auch der Heilpraktiker zur Meldung verpflichtet?

Zweifellos ist auch der Heilpraktiker nach dem IfSG zur Meldung verpflichtet! Vgl. **§ 8 „Zur Meldung verpflichtete Personen" Ziffer 8** des IfSG (…zur Meldung verpflichtet: „im Falle des § 6 Abs. 1 der Heilpraktiker").

28.

Wann und wohin muss laut IfSG namentlich gemeldet werden?

Auskunft hierüber gibt **§ 9 (3)** des **IfSG**:
(3) „Die namentliche Meldung muss **unverzüglich, spätestens innerhalb von 24 Stunden nach erlangter Kenntnis gegenüber dem für den Aufenthalt des Betroffenen zuständigen Gesundheitsamt** … erfolgen. Eine Meldung darf wegen einzelner fehlender Angaben nicht verzögert werden. Die Nachmeldung oder Korrektur von Angaben hat unverzüglich nach deren Vorliegen zu erfolgen. Liegt die Hauptwohnung oder der gewöhnliche Aufenthaltsort der betroffenen Person im Bereich eines anderen Gesundheitsamtes, so **hat das unterrichtete Gesundheitsamt** das für die Hauptwohnung, bei mehreren Wohnungen das für den gewöhnlichen Aufenthaltsort des Betroffenen zuständige Gesundheitsamt unverzüglich zu benachrichtigen".

29.

Welche Relevanz hat der Paragraph 15 des IfSG für den Heilpraktiker?

Bezogen auf ein evtl. **Behandlungsverbot** von **Krankheiten** ist es für den Heilpraktiker wichtig, sich mit dem § 15 **„Anpassung der Meldepflicht an die epidemische Lage"** auseinander zu setzen.
„(1) Das Bundesministerium für Gesundheit wird ermächtigt, durch Rechtsverordnung mit Zustimmung des Bundesrates die Meldepflicht für die in § 6 aufgeführten Krankheiten oder die in § 7 aufgeführten Krankheitserreger aufzuheben, einzuschränken oder zu erweitern oder die Meldepflicht auf andere übertragbare Krankheiten oder Krankheitserreger auszudehnen, soweit die epidemische Lage dies zulässt oder erfordert. …"

2. Pharmakologie

1.

Welches Gesetz ist für den Umgang mit Arzneimitteln maßgebend?

Das Gesetz über den **Verkehr mit Arzneimitteln (AMG)** in der Fassung der Bekanntmachung vom 19.10.1994 (BGBl. I S. 3018) ist für den Umgang mit Arzneimitteln maßgebend.

2.

Welche Aussagen im Arzneimittelgesetz sind u. a. für den psychotherapeutisch orientierten Heilpraktiker relevant?

Folgende Aussagen im **Arzneimittelgesetz** sind u. a. für den psychotherapeutisch orientierten Heilpraktiker relevant:

- Verbot der gewerbs- oder berufsmäßigen Herstellung und Abgabe von Arzneimitteln ohne Erlaubnis
- Verbot der Verschreibung von Arzneimitteln, deren Verschreibung ausdrücklich Ärzten vorbehalten ist.

3.

Was versteht man laut AMG unter dem Arzneimittelbegriff?

Das Gesetz über den **Verkehr mit Arzneimitteln (AMG)** in der Fassung der Bekanntmachung vom 19.10.1994 (BGBl. I S. 3018) besagt in § 2:

(1) **Arzneimittel** sind Stoffe und Zubereitungen aus Stoffen, die dazu bestimmt sind, durch Anwendung am oder im menschlichen oder tierischen Körper

1. Krankheiten, Leiden oder krankhafte Beschwerden zu heilen, zu lindern, zu verhüten oder zu erkennen
2. die Beschaffenheit, den Zustand oder die Funktionen des Körpers oder seelische Zustände erkennen zu lassen
3. vom menschlichen oder tierischen Körper erzeugte Wirkstoffe oder Körperflüssigkeiten zu ersetzen
4. Krankheitserreger, Parasiten oder körperfremde Stoffe abzuwehren, zu beseitigen oder unschädlich zu machen oder
5. die Beschaffenheit, den Zustand oder die Funktion des Körpers oder seelische Zustände zu beeinflussen.

4.

Darf ein Psychotherapeut (Heilpraktiker) bzw. psychologischer Berater verschreibungspflichtige Medikamente verordnen bzw. abgeben?

Ein Heilpraktiker darf nur **freiverkäufliche Arzneimittel** (z. B. verschiedene Teearten, die auch außerhalb einer Apotheke frei verkäuflich sind) und apothekenpflichtige Arzneimittel (z. B. verschiedene Homöopathika bzw. Phytotherapeutika) verordnen.

Alle verschreibungspflichtigen Medikamente bedeuten für ihn ein absolutes Verordnungsverbot. Verschreibungspflichtige Medikamente dürfen nur durch einen Arzt abgegeben werden.

5.

Wie kann sich ein Psychotherapeut (Heilpraktiker) bzw. psychologischer Berater über verschreibungspflichtige Medikamente z. B. orientieren?

Orientierungshilfen zur Verschreibungspflicht geben folgende Werke:

*   **Scribas-Tabelle** (herausgegeben vom Deutschen Apotheker-Verlag, tabellarische Auflistung der verschreibungspflichtigen Arzneimittel)
*   **Gelbe Liste Pharmaindex** (herausgegeben von der IMP-Kommunikationsgesellschaft, Neu-Isenburg; Kennzeichnung der verschreibungspflichtigen Medikamente mit dem Kürzel "Rp")
*   **Rote Liste** (herausgegeben vom Bundesverband der Pharmazeutischen Industrie e. V. Frankfurt; Kennzeichnung der verschreibungspflichtigen Medikamente mit dem Kürzel "Rp").

6.

Was hat ein psychologischer Berater bzw. Psychotherapeut (Heilpraktiker) bezüglich Betäubungsmitteln zu beachten?

Dem Heilpraktiker ist der Umgang mit und das Applizieren von Betäubungsmitteln seinen Patienten gegenüber streng verboten! Grundlage hierfür stellt das **Betäubungsmittelgesetz (BtMG)** bzw. Gesetz über den Verkehr mit Betäubungsmitteln - zuletzt geändert am 04.04.1996 (BGBl. I S. 582) - dar.

7.

Worin besteht der Unterschied zwischen Arzneimitteln und Medizinprodukten?

Medizinprodukte sind vor allem Geräte, Apparate und Stoffe zur Diagnose und Verhütung von Krankheiten, Linderung von Gebrechen usw..

Arzneimittel wirken u. a. mehr auf chemische Art und Weise, Medizinprodukte mehr in physikalischer Hinsicht.

8.

Definieren Sie die Begriffe Pharmakodynamik und Pharmakokinetik!

- Die **Pharmakodynamik** versucht, die Art der Wirkung und den Wirkungsmechanismus eines Pharmakons zu beschreiben oder auch aufzuklären.
  (Es stehen die Fragen im Vordergrund: Wo, wie und warum kann ein pharmakologischer Effekt zustande kommen?)
- Die **Pharmakokinetik** beschäftigt sich vor allem mit den Konzentrationsverläufen von Pharmaka in verschiedenen Organen, Organgeweben etc. des menschlichen Organismus.
  (Konzentrationsveränderungen von Pharmaka im Organismus in Abhängigkeit von der Zeit: Wo und wie schnell wird ein Arzneistoff resorbiert, wie verteilt er sich im Organismus; wo und in welcher Art und Weise wird er eliminiert bzw. Ausgeschieden?).

9.

Was versteht man unter dem Begriff Psychopharmaka?

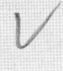

Psychopharmaka sind Medikamente, die die Aktivitäten des Zentralnervensystems (ZNS) beeinflussen können und somit auch eine Wirkung auf psychische Funktionen haben. Psychopharmaka beeinflussen somit u. U. die Emotionalität, die Affektivität und die integrative Funktion des ZNS. Im engeren Sinne werden Psychopharmaka als Medikamente vor allem zur Therapie von abnormen psychischen Zuständen und Geisteskrankheiten verwendet.

10.

Was versteht man unter therapeutischer Breite bei Medikamenten?

Unter dem Begriff **therapeutische Breite** versteht man den Abstand zwischen der wirksamen und der letalen Dosis eines Medikamentes.

Bei pharmakologischen Untersuchungen am Menschen (klinische Versuche) bezieht man die therapeutische Breite nicht auf die bestehende Letalitätskurve. Stattdessen zieht man sinnvoller die Dosis-Toxizitätskurve heran, die durch ein Auftreten von massiven, signifikanten Nebenwirkungen beim

Menschen nach Applikation des entsprechenden Medikamentes zustande kommt.

11.

Welche Aussage kann die biologische Verfügbarkeit hinsichtlich eines Pharmakons machen?

Biologische Verfügbarkeit bezeichnet die Menge an Wirkstoff eines Medikamentes, die vom Organismus aufgenommen (resorbiert) werden und daraufhin den entsprechenden Wirkort erreichen kann.

12.

Die Tatsache einer Toleranzentstehung bei Medikamenten ist nicht ungewöhnlich. Was versteht man darunter?

Bei z. T. häufiger Einnahme eines Medikamentes kann es zu einer **Abnahme der Empfindlichkeit** des Organismus kommen. Dadurch wird die **Wirkung** dieses Medikamentes im Laufe der Zeit **immer geringer**. Um gleich bleibende pharmakologische Ergebnisse beim Patienten zu erhalten, muss die Dosis erhöht werden. Somit entsteht eine Art **Gewöhnung- bzw. Toleranzeffekt**.

13.

Erläutern Sie den Terminus Tachyphylaxie bezogen auf den Bereich der Pharmakologie!

Unter dem Begriff **Tachyphylaxie** versteht man eine Verminderung der Empfindlichkeit eines Organismus innerhalb kurzer Zeit (Minuten bis Stunden) bezogen auf einen bestimmten Wirkstoff bzw. ein bestimmtes Medikament.

14.

Wie bezeichnet man das Zusammenwirken mehrerer Medikamente?

Der zentrale Begriff lautet hier **Synergismus**. Dieser kann u. U. quantitativ erfasst werden, einerseits nach den auftretenden Effekten, andererseits nach der Menge der beteiligten Medikamentengrundbestandteile.
Man kann insgesamt gesehen zwei Arten von Synergismus bei Vorliegen einer Kombination von zwei Medikamentengrundbestandteilen unterscheiden:

- überadditiver Synergismus: Hier kommt es zu einer Potenzierung der Wirkung;
- additiver Synergismus: Hier kommt es zu einer linearen Addition der Wirkung.

15.

Was ist der Gegensatz zum Synergismus im Bereich der Pharmakologie?

Beim **Synergismus** herrscht eine Wirkungsverstärkung vor. Im Gegensatz dazu kommt es beim **Antagonismus** zu Wirkungsverlusten im Hinblick auf den Einsatz von unterschiedlichen Pharmaka.

16.

Die sogenannte Distribution spielt auch bei Psychopharmaka eine entscheidende Rolle. Erklären Sie diesen Begriff!

Mit **Distribution** bezeichnet man u. a. den Vorgang, wie bzw. auf welche Art und Weise Medikamente und somit Arzneistoffe auf ein oder mehrere Körperorgane und ihre zugehörigen Körpergewebe verteilt werden.

17.

Welche psychopharmakologischen Wirkungen können Hypnotika (z. B. Barbiturate) aufweisen?

Hypnotika können z. B. eine **Minderung des Konfliktbewußtseins** hervorrufen.
Bei manchen Patienten ist nach der Einnahme auch eine Art von **Euphorie** anzutreffen. Im hypnotischen Dosisbereich dieser Medikamente können u. U. auch vollkommen paradoxe Medikamentenreaktionen auftreten, wie z. B. diverse Erregungszustände (vor allem bei Kindern und alten Patienten). Es besteht **Suchtgefahr** bei längerer bzw. unkontrollierter Einnahme.

18.

Welche möglichen unerwünschten Wirkungen der Barbiturate kennen Sie?

Folgende **unerwünschte Wirkungen** können **bei Barbiturateinnahme** auftreten:
- Suchtgefahr (psychisch und körperlich)
- Toleranzentwicklung und somit Dosissteigerung (bzw. auch umgekehrt)
- u. U. Gefahr von Organschädigungen wie z. B. Lebertoxizität bei Dauergebrauch, Minderung der Magen- Darm-Motilität, Belastung der Nierenfunktion etc.
- Störung des Temperaturregulationszentrums im Thalamusbereich (Temperaturabfall)
- bei hohen Dosen u. U. signifikanter Blutdruckabfall (Hemmung des Vasomotorenzentrums im ZNS)
  bei hohen Dosen u. U. auch Hemmung des Atemzentrums
- mögliche paradoxe Wirkungen.

19.

Welche allgemeinen Symptome könnte eine Barbituratvergiftung aufweisen und wie sollte medizinisch darauf reagiert werden?

Eine **Barbituratvergiftung** könnte u. U. folgende Symptome aufweisen:

- Bewußtseinstrübung bis Bewußtlosigkeit
- Kreislaufzusammenbruch
- Sauerstoffmangelsyndrom durch zentrale Atmungshemmung
- Minimierung der Körpertemperatur
- Störung der Filtrations- und Ausscheidungsfunktion der Nieren.

Eine **medizinische Intervention** sieht z. B. Kreislaufstabilisierung, Hämodialyse, Diurese und u. U. Versorgung mit Sauerstoff vor.

20.

Welche Charakterisierung weisen Sedativa auf?

Unter **Sedativa** versteht man Pharmaka, die eine Anzahl von Funktionen des zentralen Nervensystems dämpfen können, wie z. B. sensomotorische Reaktionen, Reaktionsgeschwindigkeit, Aufmerksamkeit, ebenso Reflexe, die vegetativ polysynaptisch bedingt sind.

21.

Welche Unterscheidung besteht zwischen Sedativa und Tranquilizern bzw. Neuroleptika?

- **Tranquilizer** weisen im Gegensatz zu Sedativa eine spezifischere Wirkung auf: Es wird nicht allgemein das ZNS sediert, sondern es kommt primär zu einer Dämpfung von emotionalen Reaktionen (z. B. Ängsten).
- **Neuroleptika** wirken sowohl peripher wie auch zentral dämpfend. Dadurch soll eine Reduktion von Verwirrtheitszuständen, Wahnvorstellungen etc. erreicht werden.

22.

Grenzen Sie die Begriffe Psychodysleptika, Psychoanaleptika und Psycholeptika hinsichtlich ihrer Wirkung voneinander ab!

- **Psychodysleptika** sind Psychopharmaka, die psychopathologische Wirkung aufweisen.
- **Psychoanaleptika** sind Psychopharmaka, die eine zentral anregende Wirkung aufweisen.
- **Psycholeptika** sind Psychopharmaka, die eine dämpfende Wirkung aufweisen.

23.

Warum muss eine Dauergabe von Psychopharmaka sehr gut abgewogen werden?

Durch Gaben von Psychopharmaka können **Konflikte auf Dauer nicht gelöst werden**, sondern es kommt nur zu einem vorübergehenden "Zudecken" von Problemen bzw. diesbezüglichen Symptomen.
Einen weiteren Problempunkt stellt die Suchtgefahr dar (u. a. iatrogen bedingt).
Medikamente dieser Art sind zwar u. U. in der Lage, Leidensdruck zu senken, verhindern eventuell allerdings auch, dass Patienten sich einer kausalen (Psycho-)Therapie unterziehen.

24.

Welche Einsatzgebiete haben Lithiumsalze?

Gerade bei schizoid-affektiven Psychosen und ständig rezidivierenden manischen (auch depressiven) Phasen im Rahmen endogener Depressionen können **Lithiumsalze** prophylaktisch zur Symptomverminderung eingesetzt werden.

25.

Welche Nebenwirkungen kann die Gabe von Lithiumsalzen mit sich bringen?

Folgende **Nebenwirkungen** kann die Gabe von **Lithiumsalzen** mit sich bringen:
- Strumabildung (euthyreot)
- Muskelschwäche
- feinschlägiges Zittern (Tremor)
- Müdigkeit
- großen Durst
- Mangel an Appetit
- Übelkeit
- Diarrhoe
- Libidoverlust, Potenzstörungen.

26.

Nennen Sie mögliche Einsatzgebiete für Neuroleptika! Welche häufigen Nebenwirkungen könnte eine Therapie mit Neuroleptika aufweisen?

Folgende **Indikationen für Neuroleptika** wären möglich:
- manisches Syndrom
- schizophrene Störungen
- organische Psychosyndrome
- Delirzustände.

Zu Beginn einer solchen Therapie können Müdigkeit, Unlustgefühle und z. T. massive Konzentrationsstörungen auftreten.
Oft erscheinen bei der Gabe von Neuroleptika verschiedene Arten von depressiven Verstimmungen.
Neurolepika wirken auch auf das Erregungsleitungssystem des

Herzens ein, u. U. sind toxische Kardiomyopathien möglich (bei Dauerbehandlung mit Neuroleptika muss daher eine ständige EKG-Kontrolle erfolgen). Ebenso kann die Leber unter Dauergaben Schaden nehmen (Bluttest, Kontrolle der Leberenzymatik, Bestimmung der Gamma-Globuline).
In einigen Fällen treten evtl. Arzneimittelexantheme auf.
Andere Medikamente (z. B. Sedativa, Analgetika) können in ihrer Wirkung beeinflußt (vorwiegend verstärkt) werden.

27.

Wie wirkt das "L-Dopa" bei Parkinsoner- krankungen?

Neben diversen zentralnervösen Effekten kann im Striatum (bezogen auf das ZNS) durch eine **Erhöhung der Dopa- Konzentration** das **Gleichgewicht zwischen** cholinergen und dopaminergen Neuronen wieder hergestellt werden. Dadurch darf der Parkinsonpatient mit einer Reduzierung von Rigor und Akinese rechnen, während der Tremor u. U. nicht so gravierend beeinflußt wird.

28.

Wie wird Mor- phin gewon- nen?

Morphin (und andere natürlich vorkommende Alkaloide) werden auch heute noch größtenteils **aus Opium** gewonnen. Dieses Opium befindet sich vor allem im Saft des Schlafmohns (papaver somniferum).

29.

Was bedeutet der Begriff Galenik?

Unter **Galenik** versteht man die Form der Zubereitung von Pharmaka.

30.

Geben Sie Bei- spiele für Dar- reichungs- bzw. Applikations- formen von Medikamenten!

Unter **Applikation von Medikamenten** versteht man deren Anbringungsart bzw. Darreichungsform. Folgende Möglichkeiten kann man z. B. unterscheiden:

- oral (in Tropfen- oder Tablettenform)
- perkutan (durch die Haut bzw. die Schleimhaut)
- per Injektionen (i. c., s. c., i. m., i. v. etc.)
- anal (in Form von Suppositorien)
- per Inhalation (z. B. durch ätherische Öle).

31.

Was versteht man unter dem Begriff Toxi- kologie?

Unter **Toxikologie** versteht man die Lehre von den für Le- bewesen schädlichen Einflüssen und Auswirkungen von chemischen Substanzen allgemein.

32.

Beschreiben Sie den Unterschied zwischen allopathischen und homöopathischen Mitteln!

Allopathie im weiteren Sinne bedeutet die Heilmethode der Schulmedizin, im engeren Sinne (im Unterschied zur Homöopathie) die Anwendung von Mitteln, die beim Gesunden die der Krankheit u. U. entgegengesetzten Symptome hervorrufen. Das Prinzip der Allopathie ist die Substitution der dem Körper fehlenden oder mangelnden Substanzen als mögliche Gegenregulation.

Das Prinzip der **Homöopathi**e ist die Heilung mit Mitteln nach der Regel: "simila similibus curentur".
Die homöopathischen Arzneiwirkungen erfüllen die Bedingungen der Reiztherapie:

- Jede Arznei setzt einen spezifischen, für sie typischen Reiz.
- Der Reiz muss dem individuellen Krankheitsbild genau angepasst sein, damit eine sinnvolle Reaktion erfolgen kann.
- Die Reaktion ist abhängig von der Ausgangssituation des Organismus.
- Kleine Reize haben einen stimulierenden Effekt, stärkere Reize provozieren eine direkte Erstwirkung, massive Reize wirken toxisch.
- Der Patient entscheidet allein durch seine Reaktion über die Angemessenheit des Reizes. Homöopathische Arzneimittel greifen **regulierend** ein in die zentralen Steuerungsmechanismen des Organismus.

33.

Nennen Sie Beispiele für Heilpflanzen bei Kreislauferkrankungen und Befindlichkeitsstörungen bzw. Schlafstörungen!

- **Kreislauferkrankungen:**
  Ginkgo, Lavendel, Rauwolfia
- **Befindlichkeitsstörungen bzw. Schlafstörungen:**
  Baldrian, Ginseng, Hopfen, Johanniskraut, Lavendel, Melisse, Passionsblume.

34.

Welches Mittel darf der psycho-therapeutisch orientierte Heil-praktiker erst ab D4 bzw. D6 ver-schreiben?

Der Heilpraktiker darf **Opium** erst ab der homöopathischen Verdünnung (Potenzierung) D 6 verschreiben.
(Achtung: Änderungen sind hier möglich!)

35.

Welches sind die drei we-sentlichen Säulen der Homöopathie?

Homöopathie bedeutet: **"similia similibus curentur"**, d. h. "Ähnliches möge durch Ähnliches behandelt werden".
Die **3 Säulen** der Homöopathie sind:
- Ähnlichkeitsregel (Vergleich der Arzneiprüfungssymptome mit dem individuellen Krankheitsbild)
- Arzneimittelprüfung an gesunden Versuchspersonen
- Potenzierung.

36.

Welches sind die Trägerstoffe der Homöo-pathie?

Die Trägerstoffe der Homöopathie sind:
- **Weingeist**, vermischt mit Wasser (für flüssige Ur-substanzen bzw. -tinkturen und Verschüttelungen)
- **Milchzucker** (für feste Ursubstanzen und Verreibungen).

37.

Wie stellen Sie eine Urtinktur im Sinne der Homöopathie her?

Aus dem Ausgangsstoff (Pflanze, Tier, Mineral) wird nach Vor-schrift des **Homöopathischen Arzneibuches** (HAB) die Ur-tinktur hergestellt. Das Homöopathische Arzneibuch ist die amtliche deutsche Pharmakopoe, die die Herstellung der Arzneien verbindlich festlegt.
Unter dem Namen Urtinktur werden die flüssigen Ausgangs-stoffe (Essenzen, Tinkturen, Lösungen) zusammengefasst:
- **Essenz:** Ausgangsstoff ist der Saft frisch gepresster ganzer Pflanzen oder Pflanzenteile, zur Haltbarmachung mit 90%igem Alkohol versetzt.
- **Tinktur:** Ausgangsstoff ist die getrocknete, pulverisierte Pflanze oder gequetschte animalische Substanz (Biene, Ameise etc.). Mit 90-60%igem Alkohol (je nach Ausgangsstoff) werden die Inhaltsstoffe der Droge ext-rahiert und z. B. im Mazerationsverfahren verarbeitet.
- **Lösung:** Ausgangsmaterial sind vorwiegend lösliche Salze und Säuren. Diese werden je nach Lösungsfähigkeit zu wässrigen oder alkoholischen Lösungen verarbeitet.

38.

Wann wenden Sie Johanniskraut an?

Johanniskraut wird folgendermaßen angewendet:
- **innerlich** gegen Depressionen, Wechseljahresbeschwerden, nervöse Erschöpfungszustände
- **äußerlich** für Umschläge bei Nervenschmerzen und Rheuma.

39.

Wo würden Sie Baldrian verwenden?

Baldrian wird vorwiegend bei Nervosität bzw. Schlaflosigkeit angewendet.

40.

Wie wirken Melisse, Passionsblume und Schafgarbe?

- **Melisse** gibt man zur Beruhigung, bei Schlafstörungen und Magenbeschwerden.
- **Passionsblume** wirkt ebenfalls nervenberuhigend und als Schlafmittel.
- **Schafgarbe** wirkt gegen Nervosität, Schlafstörungen, vegetative Dystonie, und auch gegen Magenulkus, dyspeptische Verdauungsstörungen, Appetitlosigkeit etc..

3. Neurologie

1.

**Welche Steue-
rungssysteme
besitzt der
menschliche
Körper?**

- **Nervale Steuerung** durch Zentralnervensystem (ZNS) mit Gehirn und Rückenmark bzw. peripheres Nervensystem (PNS) mit 12 Hirnnerven- und 31 Rücken-marknervenpaaren sowie vegetatives, autonomes Nervensystem (VNS) mit Sympathikus- und Parasym-pathikus-Anteilen.
- **Endokrine Steuerung** durch Hormone, die z. B. in klas-sischen Hormondrüsen gebildet und an das Blut abgegeben werden und langfristig regulierend bzw. steuernd Körperfunktionen tangieren.

2.

**An welcher Stel-
le des Körpers
sitzt die überge-
ordnete "Schnitt-
stelle" zwischen
Nerven- und En-
dokrinsystem?**

Man bezeichnet das **hypothalamisch-hypophysäre System** als "Schnittstelle" zwischen Nerven- und Endokrinsystem.
Der Hypothalamus liegt im Zwischenhirn unterhalb des Thalamus, oberhalb der Hypophyse.
Die Hypophyse (Hirnanhangsdrüse) liegt im Türkensattel des Keilbeinkörpers und ist über den Hypophysenstil nach oben mit dem Hypothalamus verbunden. Die Hypophyse besteht aus dem Hypophysenvorderlappen (HVL) bzw. der Adenohypo-physe, dem Hypophysenhinterlappen (HHL) bzw. der Neuro-hypophyse, dem Hypophysenzentrallappen (HZL) und dem Hypophysenstil.

3.

**Wo sitzt die
Zirbeldrüse
(Corpus pineale)
und welche Auf-
gabe hat sie?**

Die **Zirbeldrüse (Corpus pineale oder Epiphyse)** befindet sich im Zwischenhirn (Diencephalon). Ihrem Aufbau nach entspricht sie einem Hormonorgan (einem endokrinen Organ). Sie spricht auf rhythmischen Lichtwechsel an und zählt zu den neurovegetativen Steuerorganen; man nimmt an, dass eine verlangsamende Wirkung auf andere endokrine Funktionen (z. B. Nebennieren, Schilddrüse, Genitale, Nebenschilddrüsen) von ihr ausgehen kann.

4.

In welche zentralen Strukturen gliedert sich das Nervensystem allgemein?

Das Nervensystem wird einerseits **topographisch** eingeteilt in ein Zentralnervensystem (ZNS mit Gehirn, Rückenmark) und ein peripheres Nervensystem (PNS mit 12 Hirnnervenpaaren, 31 Rückenmarknervenpaaren), andererseits **funktionell** in ein sogenanntes animales - willkürliches - Nervensystem (ZNS und PNS) zur Wahrnehmung und Integration von Reizen sowie zur Steuerung der Motorik und ein vegetatives bzw. autonomes - unwillkürliches - Nervensystem (VNS) zur Regelung der Vitalfunktionen (wie z. B. Herz, Kreislauf, Atmung, Verdauung, Stoffwechsel), das mit den endokrinen Drüsen zusammenspielt und aus Sympathikus, Parasympathikus und dem intramuralen System besteht.

- **Zentrales Nervensystem (ZNS):**
  Aus Gehirn und Rückenmark - dient v. a. der Informationsverarbeitung und der Steuerung der Körperfunktionen.
- **Peripheres Nervensystem (PNS):**
  Bestehend aus 12 Hirnnnerven- und 31 Rückenmarknervenpaaren - leitet Nervenimpulse von der Peripherie zum ZNS (afferente Bahnen) oder vom ZNS zur Peripherie (efferente Bahnen);
- **willkürlich:**
  - somatische Afferenzen: von Gelenken, Haut, Skelettmuskeln,
  - motorische Efferenzen: z. B. zu den Skelettmuskeln.
- **Unwillkürliches, autonomes, vegetatives Nervensystem (VNS):**
  Sympathikus- und Parasympathikus-Anteile des Nervus vagus (X. Hirnnerv);
  - viszerale Afferenzen: von den Eingeweiden,
  - vegetative Efferenzen: z. B. zu Drüsen, glatter Muskulatur und Herzmuskulatur.

5.

Zählen Sie die einzelnen Bestandteile der Rückenmarkhäute auf!

Die Rückenmarkhäute hüllen das empfindliche Rückenmark ein, welches im Wirbelkanal verläuft. Folgende Bestandteile kann man unterscheiden:

- **Dura mater spinalis** - harte Rückenmarkhaut
- **Arachnoidea spinalis** - Spinnwebenhaut
- **Pia mater spinalis** - weiche Rückenmarkhaut.
- Zwischen der Spinnwebenhaut und der weichen Rückenmarkhaut liegt der sogenannte **Subarachnoidalraum**; er enthält die Rückenmark-Gehirnflüssigkeit (Liquor cerebrospinalis).

6.

Welche Aufgabe hat der Liquor cerebrospinalis?

Unter **Liquor cerebrospinalis** versteht man die Rückenmark - Gehirnflüssigkeit. Diese besitzt folgende Aufgaben:

- Schutz des Rückenmarks gegen physikalische Schläge und Stöße von außen
- Schutz gegenüber möglichen Temperaturschädigungen.
- Durch den Glukosegehalt dieser Flüssigkeit (ca. 45–90 mg/100ml) kommt eine ernährende Funktion hinzu.
- Durch den möglichen Gehalt an Lymphozyten weist diese Flüssigkeit einen gewissen Schutz gegenüber Infektionen auf (der normale Eiweißgehalt liegt zwischen 23–43 mg/100ml).

7.

Zählen Sie die einzelnen Rückenmarknerven auf!

Folgende **Rückenmarknervenpaare** unterscheidet man:

- 8 Paare Zervikalnerven C1–C8 (Halsnerven)
- 12 Paare Thorakalnerven Th1–Th12 (Brustnerven)
- 5 Paare Lumbalnerven L1–L5 (Lendennerven)
- 5 Paare Sakralnerven S1–S5 (Kreuzbeinnerven)
- 1–2 Paare Kokzygealnerven Co1–Co2 (Steißbeinnerven).

8.

Wie viele Gehirnventrikel existieren?

Man kann insgesamt **vier Hirnventrikel** voneinander unterscheiden:

- jeweils einen rechten und linken Seitenventrikel (Ventriculi laterales) in den Hemisphären des Telencephalons (erster und zweiter Ventrikel)
- dritter Ventrikel (Ventriculus tertius) im Diencephalon
- vierter Ventrikel (Ventriculus quartus) im Metencephalon bzw. Myelencephalon.

Zwischen dem dritten und vierten Ventrikel befindet sich als Verbindung der sogenannte Aquädukt ("Wasserleitung") als Teil des Mesencephalons.

9.

Gliedern Sie grob die unterschiedlichen Abschnitte des Cerebrums!

Das Gehirn (Cerebrum) - welches in der Schädelhöhle liegt - lässt sich grob in folgende **Abschnitte** untergliedern:

- **Telencephalon** (Endhirn)
- **Diencephalon** (Zwischenhirn)
- **Rhombencephalon** mit **Mesencephalon** (Mittelhirn), **Metencephalon** (Hinterhirn), **Myelencephalon** (Medulla oblongata bzw. Verlängertes Rückenmark).

10.

Nennen Sie die wichtigsten Abschnitte des Endhirns!

Die wichtigsten **Abschnitte des Endhirns (Telencephalon)** wären:

- **Cortex** (graue Rinde)
- **Stammganglien**
- **Rhinencephalon** (Riechhirn).

Beide Hemisphären bzw. Großhirnrinden werden durch den Balken (Corpus callosum) miteinander verbunden.

11.

Was versteht man unter der sogenannten Blut-Hirn-Schranke?

Alle Substanzen, die durch das Blut zu den Nervenzellen des Gehirns transportiert werden, müssen eine besondere Hürde überwinden: die **Blut-Hirn-Schranke**. Diese arbeitet an sich wie eine das komplette Gehirn umhüllende Membran, welche einerseits die Aufgabe hat, Stoffe ungehindert zu den eigentlichen Nervenzellen gelangen zu lassen, andererseits Stoffen den Durchtritt dorthin zu verwehren.

Bemerkenswert ist, dass fettlösliche Stoffe relativ ungehindert durchgelassen werden, während beim Durchtritt von Eiweißen und Zucker (Kohlenhydraten) besondere Aktivitäten von der Gliazellen und Endothelzellen vollbracht werden müssen.

12.

Was bezeichnet man im Gehirn als limbisches System?

Das **limbische System (Viszeralhirn)** befindet sich um das Corpus callosum am Rande des Großhirns zum Stammhirn. Es hat Verknüpfungspunkte zum Thalamus (bis zur hypothalamisch-hypophysären Region), und zur Formatio reticularis, den Stammganglien usw..

13.

Welche Aufgaben hat das limbische System zu erfüllen?

Das **limbische System** hat einerseits Aufgaben hinsichtlich der Selbsterhaltung wie z. B. Angriff, Verteidigung, Ernährung und andererseits Aufgaben zur eigenen Arterhaltung wie z. B. Fortpflanzungsverhalten, Sexualität.

14.

Nennen Sie Ursachen und Symptome von Polyneuritis bzw. Polyneuropathie!

Die **Polyneuritis bzw. Polyneuropathie** ist eine Erkrankung mehrerer peripherer Nerven nichttraumatischer - teils entzündlicher, teils degenerativer - Genese.

Mögliche Ursachen:

- endokrine Erkrankungen (z. B. Hypothyreose, Akromegalie)

- exogen-toxische Substanzen (z. B. Alkoholabusus, Medikamente wie INH, Bleivergiftung)
- allergische Reaktion (z. B. nach Impfungen und Bluttransfusionen)
- Kollagenosen, immunologische Erkrankungen (z. B. rheumatoide Arthritis)
- Ischämie
- Heredität
- Stoffwechselstörungen (z. B. Diabetes mellitus, Urämie)
- Malabsorption und Mangelernährung (z. B. Zöliakie)
- Infektionskrankheiten (z. B. Borreliose, Diphtherie, HIV-Infektion, Ruhr, Typhus)
- paraneoplastisches Syndrom.

Folgende Symptome können auftreten:
- Schmerzen
- vegetative Störungen
- schlaffe Paresen bis zur vollkommenen Lähmung
- evtl. Muskelatrophie und trophische Störungen der Haut
- sensible Reiz- und Ausfallserscheinungen
- evtl. entzündliche Liquorveränderungen.

15.

Was versteht man unter dem Symptom Tremor?

Unter **Tremor** versteht man eine Art Zittern, das je nach Ursache in unterschiedlichen Formen auftreten kann:
- **Ruhetremor** (extrapyramidaler Tremor):
  z. B. bei Delirium tremens, Morbus Parkinson, Hypoglykämie, Magnesiummangel, Unterkühlung oder im Alter
- **Haltetremor:**
  z. B. bei Affekten (Angst, Aufregung, Wut etc.), Reaktion auf Neuroleptika, Intoxikationen (Blei, Quecksilber), Hyperthyreose
- **Intentionstremor:**
  z. B. besonders häufig vorkommend bei Kleinhirnerkrankungen oder Kleinhirntumoren, Drogenentzug, progressiver Muskelatrophie, Multipler Sklerose, Leberzirrhose, Alkoholabusus (Entzug), Reaktion auf Medikamente.

16. *Entzündung durch Slow-Virus-Infektionen*

Zählen Sie Beispiele für Symptome einer Multiplen Sklerose auf!

Multiple Sklerose ist ein herdförmiger, regellos verteilter Markscheidenzerfall mit perivaskulären Infiltraten, gliöser Proliferation und Narben. Sie manifestiert sich vorwiegend zwischen dem 20. und 50. Lebensjahr.

Als **Ursache** nimmt man u. a. eine Autoaggressionserkrankung an, die in der Kindheit aus einer Slowvirus-Infektion entstandenen ist. Die Diagnose erfolgt ggf. durch ein CT. Labortechnisch kann ein Nachweis des basischen Markscheidenproteins bzw. ein Nachweis von Antikörpern gegen Hirnlipide durchgeführt werden.

Die **Symptome** sind z. T. völlig unspezifisch:
- gestörte Fremdreflexe (z. B. fehlende Bauchreflexe, positiver Babinski-Reflex)
- Euphorie, später Demenz
- pseudoneurasthenisches oder pseudorheumatisches Prodromalstadium
- Gangstörungen
- retrobulbäre Neuritis
- spastische Lähmungen
- Blasen- und Mastdarmstörungen
- Schwindel
- Sensibilitätsstörungen (Spannungs- und Taubheitsgefühl, seltener Schmerzen)
- Charcot Trias: Intentionstremor, Nystagmus, skandierende Sprache
- Rebound-Phänomen.

17.

Welche Hirnnerven bzw. welche Hirnanteile können bei einer Multiplen Sklerose betroffen sein?

Folgende **Hirnnerven** können betroffen sein:
- N. oculomotorius, trochlearis und abducens (Akkomodations- und Sehstörungen)
- N. vestibulocochlearis bzw. statoacusticus (Schwindel, Nystagmus).

Folgende **Hirnanteile** können betroffen sein:
- Pyramidenbahnen (spastische Lähmungen)
- Kleinhirn (Tremor)
- Sprachzentrum (skandierende Sprache)
- sensibles Rindenfeld (sensorische Störungen).

18.

Was bedeutet Querschnittslähmung?

Im eigentlichen Sinne versteht man unter einer **Querschnittslähmung** eine **Durchtrennung des Rückenmarks, inklusive aller Nervenfasern**. Diese weist im Verlauf folgende Symptome auf:
- Es kann zu einem Verlöschen aller Empfindungen kommen, die aus den Versorgungsgebieten der durchtrennten kaudalen Rückenmarksegmente stammen.

37

- Es kann zur Areflexie kommen, zu einem Ausfall von motorischen und vegetativen Reflexen.
- Es kann zur (schlaffen) Lähmung von Muskeln kommen, die von den Rückenmarksegmenten unterhalb der Durchtrennung mit Impulsen versorgt wurden.

19.

Erläutern Sie kurz Ursachen des Parkinson-Syndroms!

Hierbei handelt es sich um eine Erkrankung der Basalganglien, vor allem um eine Degeneration der dopaminergen Neurone in der Substantia nigra.

Die Ursachen des **Parkinson-Syndroms** werden unterschiedlich diskutiert:
- endogenes oder idiopathisches Parkinson-Syndrom mit weitgehend unbekannter Ätiologie
- funktionelles Parkinson-Syndrom (ohne Degeneration von Nervenzellen), vor allem als Nebenwirkung bei Einnahme von z. B. Neuroleptika (u. U. reversibel), ebenfalls möglich bei Patienten mit Drogenkonsum (u. U. irreversibel).
- Weiterhin ist ein Parkinson-Syndrom möglich durch
  - Enzephalitiden
  - Tumoren
  - atherosklerotische Veränderungen von Gehirngefäßen
  - Traumata.

20.

Geben Sie in Stichpunkten Beispiele für signifikante Symptome beim Parkinson-Syndrom!

Beispiele für **signifikante Symptome des Parkinson-Syndroms** wären:
- Ruhetremor
- Rigor
- Hypo- oder Akinese
- depressive Stimmung
- Entschlusslosigkeit
- vermehrter Tränen- bzw. Speichelfluss
- Dysfunktion von Darm und Blase
- Hypotonie.

21.

Geben Sie den Unterschied zwischen Chorea minor und Chorea Huntington an!

Unter **Chorea minor** versteht man eine durch rheumatisches Fieber hervorgerufene besondere Manifestationsform einer Autoimmunreaktion, die vor allem im Kindes- bzw. Jugendalter auftreten kann. Hierbei sind entzündliche Veränderungen im Bereich der Basalganglien bzw. des Gehirns möglich. Symptome wie z. B. Hyperkinese, Muskelhypotonus bilden sich u. U. wieder zurück.

Unter einer **Chorea Huntington** versteht man eine autosomal dominant vererbte Erkrankung, die in der Regel zwischen dem 3. und 5. Lebensjahrzehnt auftreten kann.
Ursache ist eine Degeneration von Nervenzellgewebe im Striatum.
Symptome: Hyperkinese der z. T. gesamten quergestreiften Muskulatur (auch der Zungen- und Schlundmuskulatur).

22.

Erläutern Sie den Terminus Epilepsie! Was versteht man in diesem Zusammenhang unter einer genuinen Epilepsie bzw. einem Status epilepticus?

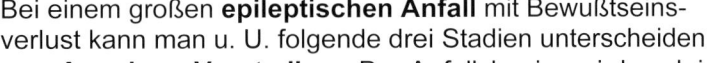

An sich bedeutet dieser Begriff keine Krankheit, sondern ein **Symptom gestörter Hirnfunktionen**. Ein epileptischer Anfall ist eine anfallsweise Erscheinung von Funktionsstörungen im Gehirn, wobei u. U. extreme Krampfanfälle ausgelöst werden. Gleichzeitig verliert der Patient möglicherweise sein Bewußtsein.
Allerdings können verschiedene Formen epileptischer Anfälle auch mit Bewußtseinsstörungen ohne Krampfanfälle einhergehen.

Eine **genuine Epilepsie** wird auch idiopathische bzw. kryptogenetische Epilepsie genannt. Bei dieser Form sind die Ursachen noch relativ ungeklärt, man vermutet eine erbliche Mitdisposition des Patienten.

Als einen **Status epilepticus** bezeichnet man mehrere große epileptische Anfälle, die kurz hintereinander vorkommen und so der Patient das Bewußtsein auf Dauer nicht wieder erlangt. Dieser Zustand ist absolut lebensbedrohlich und muss umgehend ärztlich versorgt werden!

23.

Schildern Sie die drei möglichen Stadien, die bei einem intensiven epileptischen Anfall auftreten können!

Bei einem großen **epileptischen Anfall** mit Bewußtseinsverlust kann man u. U. folgende drei Stadien unterscheiden:

- **Aura bzw. Vorstadium:** Der Anfallsbeginn wird noch im Bewußtsein wahrgenommen. Diese Phase dauert u. U. nur wenige Sekunden an und ist z. B. gekennzeichnet durch abnorme individuelle Sinnesempfindungen (Geschmackssensationen, Lichtblitze, Töne etc.).
- **Tonisch-klonischer Krampfanfall:** Der Patient fällt plötzlich zu Boden (Verletzungsgefahr!), eine Verkrampfung der Kehlkopf- bzw. Atemmuskulatur kann zum sogenannten "Initialschrei" führen. Die Pupillen sind sehr weit und reagieren nicht mehr auf Lichtreize. Alle Muskeln des Körpers sind überaus gespannt (Gliedmaßen, Kiefer; ggf. Gefahr eines Wangen- oder Zungenbisses usw.). Durch die Verkrampfung von Atemmuskulatur und

Diaphragma (Zwerchfell) kommt es u. U. zum Atemstillstand (Zyanose!). Darüber hinaus führt die Kontraktion der Muskeln möglicherweise zum Einkoten und Einnässen.

- **Anhaltende Bewußtlosigkeit**, die in einen tiefen, intensiven Schlaf - auch postparoxysmaler Schlaf genannt - übergehen kann. Die Dauer dieser Bewußtlosigkeit ist unterschiedlich. Gegen Ende des Krampfes entspannen sich die Muskeln langsam wieder (auch die Atemmuskulatur, somit Rückgang der Zyanose; Beginn einer keuchenden Atmung), und die Zuckungen lassen allmählich nach. Bei Wiedererlangung des Bewußtseins können sich die Patienten an den eigentlichen Anfall nicht mehr erinnern (retrograde Amnesie) und fühlen sich erschöpft. Durch die große Muskelarbeit wird häufig ein deutlicher Muskelkater verspürt.

Achtung: Durch epileptische Anfälle werden u. U. Nervenzellen im Gehirn geschädigt. So kommt es eventuell zu einer Wesensveränderung des Patienten, die sich folgendermaßen äußert:

- verlangsamter Ablauf von Gedankenvorgängen
- Umständlichkeit, Schwerfälligkeit
- Pedanterie
- erhöhte Aggressivität, evtl. Jähzornigkeit.

24.

Was versteht man unter Nozizeptoren?

Unter **Nozizeptoren** versteht man sogenannte spezielle Schmerzrezeptoren, d. h. Schmerz wird von physiologischen Rezeptoren (den Nozizeptoren) registriert, aufgenommen und weitergeleitet.

25.

Erläutern Sie bitte den Begriff Neuralgie und nennen Sie Ursachen!

Durch eine **immer wiederkehrende Reizung bzw. Belastung eines Nerven oder einer Hinterwurzel** kommt es sehr häufig zu intervallartigen oder ständigen Schmerzen, die so empfunden werden, als ob sie dem jeweiligen Versorgungsgebiet entstammen würden ("neuralgischer Schmerz").

Sehr häufig entstehen neuralgische Schmerzen durch degenerative Erkrankungen der Disci intervertebrales (Zwischenwirbelscheiben) und der diesbezüglichen Wirbelkörper (Spondylose) bzw. Wirbelgelenke (Spondylarthrose).

26.

An welcher Stelle im Gehirn treten Gefäßverschlüsse oder Blutungen am häufigsten auf, die zum apoplektischen Insult führen können?

Ein **apoplektischer Insult (Schlaganfall oder Hirnschlag)** zeichnet sich aus durch plötzlich einsetzende, vorwiegend halbseitige Lähmungen (Hemiparese/Hemiplegie), die hervorgerufen werden können durch Gehirnblutungen bzw. Gefäßverschluss.

Häufig im kleinen Seitenast der mittleren Hirnarterie (Arteria cerebri media) - vor allem im Bereich der Capsula interna (Versorgung der Pyramidenbahnen einer Seite) - kann eine solche Schädigung auftreten.

27.

Welche Arten von Gefäßveränderungen können zu einem apoplektischen Insult führen?

Insgesamt gesehen gibt es drei Entstehungsvarianten für diese Erkrankung:

- **Embolie** einer Hirnarterie durch einen verschleppten Thrombus (z. B. durch Herzvitien wie Mitralklappenvitien oder bakterielle Endokarditis)
- **Thrombose** einer Gehirnarterie mit bestehender Arteriosklerose
- **Massenblutung** im Gehirn (z. B. bei Gefäßwandschäden und Hypertonie).

28.

Welche Ursachen tonisch-klonischer Streckkrämpfe kennen Sie?

Folgende **Ursachen** könnte man unterscheiden:

- erhöhter Hirndruck
- Epilepsie
- Sauerstoffmangelschädigungen des Gehirns
- Durchbruch einer Massenblutung in Ventrikeln z. B. bei einer Apoplexie
- Kopftraumata.

29.

Erläutern Sie mögliche Ursachen eines Morbus Alzheimer!

Unter dem Begriff **Morbus Alzheimer** versteht man eine primär degenerative Form von Demenz, die eine Begründung findet im Abbau von Hirnsubstanz mit Einlagerung von spezifischen Eiweißstoffen in einzelnen Gehirnarealen bzw. Gehirnzellen.

Die genaue Ätiologie dieser Krankheit ist unbekannt.

30.

Nennen Sie typische Symptome des Morbus Alzheimer!

Folgende **Symptome** - die für diese Erkrankung vollkommen uncharakteristisch sein können - lassen sich z. B. anführen:

- plötzliche Stimmungswandlungen, häufiges Empfinden von Unruhe
- zunehmende Vergesslichkeit bzw. nachlassende Merkfähigkeit
- zunehmende Ängstlichkeit auch vor unkomplizierten Situationen
- Depression bis Paranoia ("Fluchtgedanken")
- Abnahme schneller Denkfähigkeit bzw. Gedankenabläufe
- Sprechstörungen
- Verlust des Kurzzeitgedächtnisses.
- Gedanken des Langzeitgedächtnisses gewinnen häufig die Oberhand. Nahestehende Personen werden nicht mehr erkannt bzw. verwechselt.
- Z. T. ist eine schnelle, progrediente Veränderung der Gesamtpersönlichkeit bis hin zur völligen Pflegebedürftigkeit zu bemerken.

31.

Erläutern Sie eine Multiinfarktdemenz!

Multiinfarktdemenz - auch **vaskuläre Demenz** genannt - ist eine psychische bzw. neurologische Störung des Alters, hervorgerufen durch arteriosklerotische Veränderungen im Gehirn.
Diese Erkrankung zeigt u. U. ein ähnliches Symptomenbild wie der Morbus Alzheimer, lässt sich allerdings manchmal positiv mittels durchblutungsfördernder Maßnahmen bzw. Medikamente beeinflussen.

32.

Was wissen Sie über AIDS im Zusammenhang mit einer HIV-Infektion? Wie kann es in diesem Zusammenhang zu einer AIDS-Enzephalopathie kommen?

Erreger dieser Infektion sind **HIV-Viren (humane Immundefizid-Viren).**
Bezüglich der Inkubationszeit lässt sich folgendes aussagen: in ca. 20 % der Fälle können nach Tagen bis Wochen erste - einer Mononukleose ähnliche - Symptome möglich sein. Bis Antikörper allerdings nachweisbar sind, vergehen mindestens 6 Wochen (bis u. U. mehrere Monate). Ein Ausbruch der Krankheit erfolgt evtl. erst nach Jahren.
Wichtige Symptome wären:

- sekundäre Infektionen durch opportunistische Erreger
- generalisierte Lymphadenopathie
- Gewichtsverlust
- Nachtschweiß

- Fieber
- Diarrhoe
- Kaposi-Sarkom.

Durch die Immunabwehrschwäche, welche die HIV-Viren u. U. verursachen, können praktisch alle Erreger pathogen werden, die ein intaktes Abwehrsystem normalerweise problemlos abwehrt.

Eine **AIDS-Enzephalopathie** ist eine mögliche Folge der HIV-Infektion bzw. des abgeschwächten Immunsystems.
Es kann eine sogenannte subchronische Meningoenzephalitis entstehen, die u. U. zu unspezifischen psychischen Störungen führt.
In schweren Fällen entwickeln sich eventuell auch eine Demenz bzw. tiefgreifende pschotische Störungen.

33.

Sie wollen in Ihrer Praxis einen Patienten mit einem Durchgangssyndrom betreuen. Welche Ursachen bzw. welche Erscheinungsformen dieser Erkrankung kennen Sie?

Das **Durchgangssyndrom** charakterisiert eine Reihe von bestimmten Symptomen wie Beeinträchtigung bzw. Nachlassen von Gedächtnisleistungen, Denkvorgängen, Konzentration, Stimmung und Antrieb (Kritikfähigkeit, Verantwortungsgefühl etc.), ohne dass hierbei Bewußtseinsstörungen vorliegen.
Alle diese Symptome sind u. U. reversibel. Beim Durchgangssyndrom lassen sich verschiedene Schweregrade unterscheiden; bei sehr schlimmen Verlaufsformen treten u. U. sogar Halluzinationen bis paranoide Wahnideen auf.

Folgende **Ursachen** können ein Durchgangssyndrom hervorrufen:

- Traumata des Kopfes bzw. Gehirns
- Intoxikationen (exogen, z. B. durch Drogen, Medikamente, Alkohol)
- Durchblutungsstörungen im Gehirn (z. B. arteriosklerotische Veränderungen) mit Stoffwechselstörungen des Gehirns
- entzündliche Erkrankungen (Infektionen).

34.

Charakterisieren Sie kurz das hirnorganische Psychosyndrom!

Unter diesem Begriff versteht man **alle psychischen Veränderungen eines Patienten, die durch Hirnschädigungen hervorgerufen werden können**.
In diesem Zusammenhang werden möglicherweise organische Persönlichkeitsveränderungen (Antrieb, Stimmung etc.) und Hirnleistungsschwächen (Auffassungsgabe, Denkleistungen, Merkfähigkeit) festgestellt.

35.

Erläutern Sie den Unterschied zwischen einer sensorischen und einer motorischen Aphasie! Wo können diese auftreten? Nennen Sie ein Beispiel!

Bei einer **sensorischen Aphasie** kann der Patient für ihn bekannte Dinge und Personen nicht mehr benennen, weil ihm das Sprach- bzw. Wortverständnis fehlt. D. h. der Betroffene ist zwar in der Lage, die Wörter auszusprechen, würde aber deren Sinn nicht verstehen.

Bei der **motorischen Aphasie** kann der Patient Gesprochenes, Gelesenes etc. zwar verstehen, die Begriffe allerdings nicht mehr selbst aussprechen.

Häufig kommen o. g. Formen von Aphasien bei **apoplektischen Insulten** vor, z. T. auch in Mischformen.

36.

Definieren Sie den Begriff Agnosie!

Mit dem Begriff **Agnosie** bezeichnet man die Unmöglichkeit, Wahrgenommenes zu deuten, weil u. U. assoziative Erinnerungsbilder ausgefallen sind.

37.

Definieren Sie den Begriff Apraxie!

Als **Apraxie** bezeichnet man die Unmöglichkeit, sinnvoll zu handeln, obwohl die eigentliche Bewegungsfähigkeit kaum gestört ist.
Sollte bei der Apraxie das motorische Sprachzentrum betroffen sein, so kann es zu einem Unvermögen kommen, geordnet zu sprechen.

38.

Definieren Sie den Begriff Rigor! Bei welchem Krankheitsbild kann Rigor auftreten?

Unter **Rigor** versteht man eine erhöhte Muskelspannung, die bei passivem Druck und bei passiven Bewegungen immer gleich stark bleibt ("wachsartig").
Ein ruckartiges Nachlassen der Spannung (Tonus) bezeichnet man als "Zahnradphänomen".
Signifikantes Krankheitsbild für einen Rigor wäre der **Parkinsonismus**.

39.

Definieren Sie den Begriff Spastik!

Bei der **Spastik** ist die Grundspannung (der "Ruhetonus") der Muskulatur ständig erhöht.
Häufig sind die Reflexe gesteigert, welche die spastischen Körperareale betreffen.

40.

**Welche Primär-
tumoren des
ZNS kennen
Sie?**

Folgende wichtige **Primärtumoren des ZNS** kann man
unterscheiden:

- Neurinome
- Meningeome
- Gliome bzw. Glioblastome
- Hypophysentumoren.

41.

**Welche Symp-
tome können
Hirntumoren u.
U. hervorrufen?**

Signifikante Symptome bei Hirntumoren wären zum Beispiel:

- Kopfschmerzen, evtl. Nackensteife
- Schwindel, Erbrechen (z. B. "zerebrales Erbrechen" bei
  Hirndrucksteigerungen)
- Nervenausfälle, Paresen
- Sehen von Doppelbildern bis Blindheit
- Bewußtseinsstörungen
- epileptische Anfälle.

42.

**Erläutern Sie bei
Nervenbahnen
die unterschied-
lichen Richtun-
gen, in denen
ein Nervenim-
puls laufen
kann!**

Man unterscheidet **afferente** Nervenbahnen
von **efferenten**.

- Die **afferenten ("zuführenden")** verlaufen von der Peripherie in das Zentrum (Rückenmark, Gehirn). Man nennt
  sie auch "zentripetale" Nervenfasern. Hierbei sind
  vorwiegend sensible Nervenfasern beteiligt.
- Die **efferenten ("wegführenden")** verlaufen vom Zentrum in die Peripherie (z. B. zu motorischen Endplatten
  bzw. Muskeln). Man nennt sie auch "zentrifugale"
  Nervenfasern. Hierbei sind vorwiegend motorische
  Nervenfasern beteiligt.

43.

**Was ist eine
Synapse?**

Unter **Synapse** versteht man die Verbindung von Nervengeweben untereinander. Synapsen können z. B. als
Bindeglieder zwischen Neuronen, Dendriten, Zellkörpern usw.
stehen.
Die kompletten Synapsen gliedern sich in ihrem Bau auf in eine
Präsynapse (mit gespeichertem Transmitterstoff), den
synaptischen Spalt (Strecke, die vom Transmitterstoff zu
überbrücken ist) und die Postsynapse (mit "Rezeptoren" für
den Transmitterstoff).
Bei einer Nervenaktion (einem Aktionspotential) gelangt der
Impuls an die Präsynapse. Diese gibt den Transmitterstoff frei,

der via synaptischen Spalt zur Postsynapse gelangt und dort in speziellen "Rezeptoren" reagiert. So wird der Nervenimpuls weitergeleitet. Der Transmitterstoff kann unter Energieaufwand wieder zur Präsynapse zurücktransportiert werden.
Die Synapsen werden hinsichtlich Wirkung, Zielort usw. in verschiedene Arten unterteilt.

44.

Was passiert bei einem plötzlichen Ausfall des Cerebellums?

Mit dem Begriff **Cerebellum** bezeichnet man auch das **Kleinhirn**. Bei einem plötzlichen Ausfall wäre u. U. das Zusammenspiel der Bewegungen und das Gleichgewicht gestört (Koordination). Bewegungen erscheinen äußerst unsicher und kraftlos ("Seemannsgang"). Diesen Zustand nennt man auch "zerebrale Ataxie".

45.

Welche motorischen Systeme des Organismus kennen Sie?

Folgende **motorische Systeme** haben Einfluss auf die Muskeln des Körpers:

- Motorische Anteile des vegetativen Nervensystems regeln vor allem Bewegungen der glatten Muskulatur (z. B. Magen und Darm).
- Das Pyramidenbahnsystem regelt die Willkürmotorik des Körpers.
- Das Extrapyramidalsystem regelt neben feinmotorischen Anteilen der Bewegung auch automatische und begleitende Bewegungen des Körpers (z. B. Haltung, Stabilisierung und Lage des Körpers).

46.

Nennen Sie unterschiedliche Lähmungsarten und geben Sie jeweils eine kurze Charakterisierung!

Folgende **Lähmungsarten** kann man z. B. unterscheiden:

- **Paralyse** - darunter versteht man eine vollkommene Lähmung mit absoluter Kraftlosigkeit.
- **Parese** - darunter versteht man eine verhältnismäßig kleine bzw. leichte Lähmung mit Herabsetzung der Muskelkraft.
- **Paraparese (Paraplegie)** - darunter versteht man in der Regel eine Lähmung beider Beine.
- **Hemiparese (Hemiplegie)** - darunter versteht man eine Halbseitenlähmung des menschlichen Körpers.
- **Tetraparese (Tetraplegie)** - darunter versteht man eine Lähmung aller vier Gliedmaßen.
- **Monoparese** - darunter versteht man in der Regel die Lähmung einer einzelnen Extremität (ggf. auch Lähmung nur eines Muskels).

47.

Erläutern Sie den Begriff subdurales Hämatom!

Unter **subduralem Hämatom** versteht man eine Blutung der Gefäße (Venen) an der Gehirnoberfläche; dies kann u. U. zu einer Kompression von Nervengewebe diverser Hirnanteile führen (langsam zunehmende Hirnkompression).
Schon relativ geringe Schädeltraumata können durch Sickerblutungen über Tage bzw. Wochen hinweg ein solches Hämatom entstehen lassen.
Bei größeren Hämatomen besteht u. U. Lebensgefahr: Hier hilft nur eine sofortige OP zur Elimination der Blutansammlung.
Beispiele für Symptome eines subduralen Hämatoms wären: Zunehmender Kopfschmerz, Übelkeit, Schwindel, Bewußtseinstrübungen usw..

Achtung: bei einem **epiduralem Hämatom** kommt es u. U. zum Platzen der A. meningea media, die zwischen Dura mater und Schädelknochen verläuft. Dies kann auf das Gehirn eine schnellere Kompression ausüben!

48.

Was versteht man unter einer Syringomyelie?

Hierbei handelt es sich um eine z. T. gravierende **Entwicklungs- und Ausbildungsstörung des Neuralrohres im Embryonalstadium**. Dabei können Gliawucherungen entstehen, die möglicherweise wiederum zu einem Ausfall von Nerven und Nervengeweben führen.
Eine Diagnose ist mit einer Kernspintomographie möglich.

49.

Welche Entstehungsmöglichkeit eines Hirnabszesses kennen Sie?

Ein **Gehirnabszess** entsteht vorwiegend durch eitrige Entzündungen im Bereich des Schädels. Zum Beispiel kann es bei einer Otitis media - als Komplikation - zu einer Mastoiditis kommen, die wiederum den Schädelknochen infiltriert und letztendlich das Gehirn in Mitleidenschaft zieht. Ebenfalls ist dies u. U. möglich bei Sinusitis oder bei offenen Hirnverletzungen, deren Wunden sich infiziert haben.

50.

Sie kommen zu einem Patienten mit einer myasthenischen Krise. Was haben Sie zu beachten?

Bei einer **myasthenischen Krise** kann es plötzlich bzw. über Stunden hinweg zu einer progredienten starken Schwäche aller Muskeln kommen (generalisierte Muskelschwäche).
Bei einer Myasthenie ist die Erregungsübertragung von den Nerven auf die Muskulatur gestört. Die Ursache wird in einer Autoimmunerkrankung vermutet.

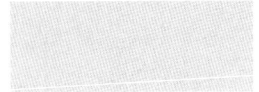 Ein **Notarzt muss sofort verständigt werden.** Es besteht die **Gefahr der Atemlähmung** (Lebensgefahr!); ggf. ist sofort eine künstliche Beatmung einzuleiten!

2. Körperliche Erkrankung
aber psychische bedingt
Lähmung, Globusgefühl

3. Organ bedingt. Reaktion
auf seelische St. Asthma,
Migräne
Seelische St. hat einen
Organst. verursacht

4. Psychosomatik

1.

Was versteht man unter psychosomatischer Erkrankung im engeren Sinne?

Unter **psychosomatischer Erkrankung** im engeren Sinne versteht man z. T. manifestierte Entgleisungen bzw. Störungen von Organen und Organsystemen (durch objektive Befunde feststellbar und bestätigt), an deren Auslösung u. U. psychische Faktoren mitgewirkt haben könnten bzw. deren Verlauf durch psychische Faktoren mitbeeinflusst wird. Insgesamt gesehen wird der Begriff "Psychosomatik" z. T. unterschiedlich interpretiert. Aus diesem Grund wird in verschiedener Literatur heutzutage eher von "somatoformen Störungen" bzw. von "Verhaltensauffälligkeiten mit körperlichen Störungen" gesprochen.

2.

Nennen Sie klassische psychosomatische Erkrankungen!

In der Literatur findet man als klassische **psychosomatische Erkrankungen** häufig die sogenannten **"sieben heiligen"** (**"holy seven"**):

- essentielle Hypertonie
- Migräne
- rheumatoide Arthritis
- Neurodermitis
- Colitis ulcerosa
- Ulcus pepticum
- Asthma bronchiale.

3.

Bei psychosomatischen Symptomen bzw. Krankheitsbildern können mehrere Kategorien unterschieden werden. Nennen Sie diese!

Bei **psychosomatischen Symptomen bzw. psychosomatischen Krankheitsbildern** können insgesamt drei große Kategorien von körperlichen Symptomen unterschieden werden:

- **funktionelle Syndrome** (unspezifische und kurzfristige Somatisierung als Reaktion, wobei das Symptom keinen Symbolcharakter erhält)
- **Konversionssymptome** (auf neurotische Konflikte wird durch Somatisierung reagiert, wobei das Symptom einen Symbolcharakter erhält.)
- **Psychosomatosen** (Reaktion mit pathologischen Organbefunden).

4.

Erläutern Sie kurz das Konversionsmodell und das Spezifitätskonzept!

Beim **Konversionsmodell** dachte man hinsichtlich der Entstehung von psychosomatischen Erkrankungen an Abwehr von Konflikten durch symbolhafte Somatisierung. (In der neueren Literatur wird dieser Ansatz nicht mehr weiter verfolgt.)

Beim S**pezifitätskonzept** dachte man hinsichtlich der Entstehung von psychosomatischen Erkrankungen, dass diese aus den unbewußten Konflikten entstünden, die für die jeweilige Krankheit spezifisch seien. (In der neueren Literatur wird dieser Ansatz - ähnlich dem Konversionsmodell - nicht mehr weiter verfolgt. Als Ursache der Entstehung von psychosomatischen Erkrankungen diskutiert man heute multifaktorielle Mechanismen bzw. Geschehen.)

5.

Erläutern Sie den Begriff Hypochondrie!

Bei einer **Hypochondrie** zeigt der Betroffene eine kontinuierliche Angst, krank zu werden. Dadurch beobachtet er seinen Körper und dessen Reaktionen äußerst kritisch, immer unter dem Vorzeichen, es könnte sich eine Krankheit entwickeln oder schon manifest sein. Diese Angst vor Krankheit ist allerdings objektiv nicht begründbar. Hypochondrische Reaktionen können sich bis hin zu wahnartigen Überzeugungen steigern.

6.

Nennen Sie die Hauptformen der Hypertonie!

Folgende Formen der Hypertonie kann man z. B. unterscheiden:

- **Primäre oder essentielle Hypertonie:** Die Ursachen sind hier relativ unbekannt, in ca. 60 % der Fälle vermutet man eine genetische Disposition; begünstigende Faktoren wären z. B.: Konstitution, Ernährung (zu viel Kochsalz, Übergewicht), Stress, persönlicher bzw. privater oder beruflicher Druck, aggressive Spannungszustände.
- **Sekundäre Hypertonie** infolge anderer Grunderkrankungen:
  - endokrine Ursachen (Hyperthyreose, Morbus Cushing (zu viel Kortisol), Phäochromozytom (zu viel Adrenalin), Conn-Syndrom (zu viel Aldosteron), Akromegalie)
  - Arteriosklerose (Verringerung des Gefäßlumens)
  - Aortenisthmusstenose, Aorteninsuffizienz (Herzklappenvitien)
  - Hypervolämie (Polyglobulie, Polycythaemia rubra vera)
  - renale Hypertonie (z. B. aufgrund von Nierenarterien-

sklerose, Pyelonephritis, Glomerulonephritis,
Niereninfarkt, Nierentumor)
- Sklerodermie (durch Elastizitätsverlust der Arterien).

7.
Erläutern Sie Ulcus ventriculi und Ulcus duodeni!

Allgemeine Definition eines Ulcus:
Hierbei handelt es sich um einen umschriebenen Substanzdefekt, der über die Schleimhaut hinausreicht und auch die Muscularis mucosae betreffen kann.
Ursache der Ulkuskrankheit ist im Prinzip eine Entgleisung des Gleichgewichts zwischen aggressiven Faktoren und dem Schutzmechanismus der Schleimhaut:

* Hyperazidität des Magens (vorwiegend beim Zwölffingerdarmgeschwür)
* Submukosität des Magens (vorwiegend beim Magengeschwür).

Weitere auslösende Faktoren wären z. B.:

* Streß (psychosoziale Belastungen)
* ungelöste Konflikte
* Rauchen
* Helicobacter pylori als Auslöser der Gastritis, die als Grunderkrankung für das Magengeschwür angesehen wird.

Eine **Differentialdiagnose** zwischen Ulcus ventriculi und Ulcus duodeni ist z. T. überaus schwierig bzw. meistens nicht exakt durchführbar.
Signifikant können u. U. folgende Hinweise sein:

* **Ulcus ventriculi:** z. B. Sofortschmerz nach der Nahrungsaufnahme oder aber auch nahrungsunabhängige Schmerzen.
* **Ulcus duodeni:** z. B. Nüchternschmerz mit Besserung nach dem Essen, auch Spät- bzw. Nachtschmerz im mittleren Oberbauch, evtl. kolikartig brennend. Möglich sind Teerstühle, typisch ist die Neigung zu Rezidiven.

Achtung: Neben Komplikationen wie Penetration, Blutung bzw. Perforation (mit akutem Abdomen) können im Laufe der Erkankung sogenannte "Spätkomplikationen" auftreten (z. B. karzinomatöse Entartung beim Ulcus ventriculi oder Magenausgangsverengungen durch Narbenbildung).

8.
Zählen Sie wesentliche Formen für Asthma bronchiale auf!

In folgenden Formen kann ein **Asthma bronchiale** u. U. auftreten:

* psychisch bedingtes Asthma
* anstrengungsabhängiges Asthma (z. B. bei körperlicher

Arbeit oder bei Sport)
- allergisch bedingtes Asthma (Blütenpollen, Medikamente)
- chemisch oder physikalisch-irritatives Asthma (Staub, Kälte)
- medikamentenbedingtes Asthma (z. B. nach Einnahme von Acetylsalicylsäure)
- infektabhängiges Asthma (nach häufigen Infekten der Atemwege wie z. B. Bronchitiden).

9.

Bei den klassischen psychosomatischen Erkrankungen wird auch die rheumatoide Arthritis genannt. Geben Sie bitte Unterscheidungskriterien zwischen Arthritis und Arthrose an!

Arthritis und Arthrose grenzen sich folgendermaßen voneinander ab:
- **Arthritis** ist eine Gelenkentzündung. Im Unterschied zur Arthrose stehen hier die allgemeinen Entzündungszeichen im Vordergrund wie Schmerzen, Schwellung, Überwärmung, Bewegungseinschränkung, Gelenkerguss und Rötung.
- **Arthrose** (auch Osteoarthrose genannt) ist eine degenerative Gelenkerkrankung. Sie entsteht hauptsächlich durch ein Missverhältnis von Belastung (Beanspruchung) und Belastbarkeit (Leistungsfähigkeit, Beschaffenheit) der betreffenden Gelenkanteile und -gewebe (z. B. Binde- und Stützgewebe, Knorpel). Man kann eine primäre Form, die durch den Alterungsprozess des Gelenkknorpels entsteht, unterscheiden von der sekundären Form, der präarthrotische Zustände zugrunde liegen (z. B. endokrine Störungen, angeborene Fehlbildungen mit Fehlbelastungen, überschwere Gelenkbelastungen oder Traumata).

10.

Bei den klassischen psychosomatischen Erkrankungen wird auch die Neurodermitis genannt. Geben Sie an, was man bei Hauterkrankungen unter primären bzw. sekundären Effloreszenzen versteht!

Insgesamt gesehen sind Effloreszenzen krankhafte Hautveränderungen.

Primäre Effloreszenen sind Hautveränderungen, die unmittelbar durch die Krankheit hervorgerufen werden, wie z. B.:
- Bulla (Blase)
- Cystis (Zyste)
- Macula (Fleck)
- Nodus (Knoten)
- Papula (Knötchen)
- Phyma (Knolle)
- Pustula (Eiterbläschen)
- Urtica (Quaddel)
- Vesikula (Bläschen).

Sekundäre Effloreszenzen sind Hautveränderungen, die sich im Anschluss an eine primäre Effloreszenz entwickeln können, wie z. B.:

- Atrophia (Schwund)
- Cicatrix (Narbe)
- Crusta (Kruste)
- Erosio (Erosion)
- Excoriatio (Abschürfung)
- Rhagade, Fissura (Schrunde)
- Squama (Schuppe)
- Ulcus (Geschwür).

11.

Erklären Sie eine mögliche Kopplung von negativen psychischen Gegebenheiten an das Organsystem des Menschen!

Man vermutet, dass hier das **vegetative Nervensystem** und das **Endokrinsystem** großen Einfluss haben. Es kann durch äußere Umstände (Stress, Überbelastung u. ä.) zu Fehlreaktionen im Organismus kommen oder sogar zu chronischen, pathologischen Veränderungen von Organen bzw. Organteilen.

12.

Erklären Sie das Zustandekommen eines Hyperventilationssyndroms!

Eine **verstärkte Abatmung** (sogenannte "Hechelatmung") kann einen **übermäßigen Verlust von Kohlendioxid** hervorrufen. Dadurch wird das Säure-Basen-Milieu im Blut verschoben: Es kommt zu einer respiratorischen Alkalose. Diese kann bis zu tetanischen Krämpfen bzw. Anfällen führen ("Hyperventilationstetanie").
Bei einem akuten Hyperventilationsanfall zeigt der Patient u. U. Muskelkrämpfe, Parästhesien, Pfötchenstellung, in ausgeprägten Fällen evtl. Minderung der zerebralen Durchblutung mit Reizbarkeit, Konzentrations- und Bewußtseinsstörungen, Kopfschmerz, Schwindel, Zittern, Thoraxschmerz, Tachykardie etc..
Ursachen eines Hyperventilationssyndroms können z. B. sein:

- kompensatorisch (als Folge von Hypoxie oder metabolischer Azidose, z. B. bei körperlichen Höchstleistungen)
- metabolisch (bei Fieber, Hyperthyreose)
- psychogen (auch z. B. bei Asthmatikern)
- hormonell oder medikamentös (durch Progesteron, Adrenalin, Salicylsäure)

- zerebral (Läsionen des Atemzentrums, Apoplexie, Hirndruckerhöhung, Enzephalitis, Meningitis, Trauma etc.).

Achtung: Als Sofortmaßnahme bzw. Therapie bei einem Hyperventilationssyndroms lässt man den Patienten in eine Papier- bzw. Plastiktüte atmen, damit er das zuviel ausgeatmete CO_2 wieder einatmet, wodurch die Alkalose korrigiert werden kann.

13.

Nennen Sie mögliche Folgen einer psychosomatischen Störung im HerzKreislauf-System!

Durch Stress- oder Überlastungsphänomene kann es im Herz-Kreislauf-System zu einer vegetativen Entgleisung kommen: Der parasympathische Anteil (Nervus vagus) überwiegt, dies führt u. U. zu einer Vasodilatation mit Absacken des Blutes in untere Körperregionen, was wiederum einen Blutmangel im Gehirnbereich hervorrufen kann.

Mögliche Folgen wären z. B.:
- Blässe
- kalter Schweiß
- weite Pupillen
- flache Atmung
- Tonusverlust der Muskulatur
- Bradykardie
- Hypotonie
- Bewußtseinsverlust, Ohnmacht (Synkope).

14.

Was versteht man unter einer Gastropathia nervosa?

Darunter versteht man eine Art **"Reizmagen"**, der charakterisiert ist durch Peristaltik- und Sekretionsstörungen. Diese Störungen korrelieren häufig mit psychischem Stress, inneren Konflikten und Spannungen des Betroffenen.

Folgende **Symptome** können dabei z. B. auftreten:
- Übelkeit
- Erbrechen
- Sodbrennen
- Druck- und Schweregefühl im Oberbauchbereich
- Aufstoßen.

Achtung: Eine Gastropathia nervosa kann auch chronisch werden. Komplikation: u. U. Auftreten eines Ulkus.

15.

Geben Sie kurz eine Definition und Hauptsymptome der Colitis ulcerosa an!

Definition der Colitis ulcerosa:
Colitis ulcerosa ist eine entzündliche Dickdarmerkrankung mit kontinuierlicher Ausbreitung - beginnend im Rektum und fortschreitend in Richtung Dünndarm - mit Ausbildung von Ulzerationen der oberflächlichen Schleimhautschichten. Die Ursachen dieser Krankheit sind z. T. noch nicht geklärt, man vermutet einen multifaktoriellen Hintergrund.

Hauptsymptome wären z. B.:
- blutig-schleimige Durchfälle (Leitsymptom)
- Bauchschmerzen
- Tenesmen
- Anämie (ggf. durch blutige Durchfälle)
- Leukozytose mit BSG-Erhöhung,
- evtl. Thrombozytose
- evtl. subfebrile Temperaturen.

16.

Psychische Einflüsse können auch auf den Darm Auswirkungen haben. Erklären Sie in diesem Zusammenhang das Colon irritabile!

Das **Colon irritabile** bezeichnet man auch als **"Reizdarm"** bzw. **spastisches Kolon**. Häufig durch psychische Gegebenheiten und Auswirkungen mitbedingt kann es zu Bewegungsirritationen des Dickdarms kommen, die u. U. folgende Auswirkungen haben:
- Darmträgheit
- Stuhlverhalten (Obstipation)
- ggf. Durchfall (Diarrhoe)
- schmerzhafte Störungen in der Darmperistaltik
- u. U. verstärkte Schleimsekretion bei der Defäkation
- Blähung, Flatulenz.

17.

Was versteht man unter einer Notstandsamenorrhoe?

Unter **Notstandsamenorrhoe** versteht man das Ausbleiben der Regelblutung bei besonderen, überaus belastenden Gegebenheiten bzw. Situationen, wie z. B. in Kriegszeiten, bei Haft- und Lageraufenthalten oder Flucht - insgesamt gesehen in besonderen Stresssituationen ("Katastrophen"), wo neben großen Ängsten auch weitere Entbehrungen (wenig Nahrung usw.) ausgehalten werden müssen.

18.

Nennen Sie unterschiedliche Störungen des Essverhaltens!

Folgende **Störungen des Essverhaltens** könnte man unterscheiden:

- Anorexia nervosa (Magersucht)
- Adipositas
- Bulimie (sogenannter "Ochsenhunger") bzw. Bulimia nervosa.

19.

Was versteht man unter dem Begriff Migräne?

Unter **Migräne** versteht man anfallsartig auftretende, z. T. überaus heftige Kopfschmerzen mit vorwiegend Lichtscheuigkeit, Übelkeit (u. U. mit Erbrechen), Schallempfindlichkeit und Schwindel.
Ein Migräneanfall kann von wenigen Stunden bis hin zu einigen Tagen andauern. Die Schmerzen sind meist einseitig lokalisiert (z. B. im Okzipitalbereich oder Stirn- bzw. Augenbereich), können sich aber auch diffus über den ganzen Schädel erstrecken.
Männer werden von Migräneattacken z. T. seltener tangiert als Frauen.

20.

Erläutern Sie kurz mögliche Ursachen der Migräne!

Als mögliche **Ursachen von Migräneanfällen** diskutiert man z.B.:

- Gefäßspasmen in Gehirnarterien
- abgesenkter Tonus in Gehirngefäßen (Hypotonien)
- Allergien (z. B. gegen Nahrungsmittel)
- Medikamentenunverträglichkeiten
- prämenstruelles Syndrom
- Hormonverschiebungen im Organismus
- plötzliche Stresssituationen
- permanente körperliche bzw. psychische Belastungen.

21.

Welche diagnostischen Leitlinien wären bei der Anorexia nervosa maßgebend?

Folgende **diagnostische Leitlinien** wären z. B. signifikant:

- endokrine Störungen (vorwiegend die Gonaden bzw. als übergeordnete endokrine Steuerelemente Hypophyse bzw. Hypothalamus betreffend)
- Untergewicht (mindestens 15 % unter dem normalen Körpergewicht)
- selbstverordneter Gewichtsverlust
- Störungen in der Beurteilung der Körperstruktur - Körperschemastörungen - (ständige Ängste, zu dick zu sein).

Weitere wichtige Symptome wären:

- Amenorrhoe
- Hypotonie (Bradykardie)
- Hypothermie
- häufig Obstipation (vorwiegend chronisch)
- Hypoglykämie etc..

Achtung: Missbrauch von Diuretika bzw. Laxanzien wäre bei einer Anorexia nervosa möglich!

22.

Was sollte differentialdiagnostisch bei einer Anorexia nervosa beachtet werden?

Differentialdiagnostisch müssen organisch bedingte Erkrankungen ausgeschlossen werden, wie z. B.:

- Hyperthyreose
- Diabetes mellitus
- Resorptionsstörungen des Verdauungstraktes
- Malabsorptionsstörungen
- Pylorusstenose des Magens
- Tumorkachexie
- Bandwurmbefall
- Infektionskrankheiten (z. B. auch bei HIV-Infektionen).

23.

Was wissen Sie über die Alters- und Geschlechtsverteilung bei der Anorexia nervosa?

Von einer **Anorexia nervosa** sind Frauen ca. 15 bis 20 mal häufiger betroffen als Männer. Normalerweise liegt der Zeitpunkt der Hauptmanifestation in der Pupertät bzw. Adoleszenz.

24.

Erläutern Sie den Begriff Körperschemastörung!

Patienten, die unter einer **Körperschemastörung** leiden, zeigen eine verschobene Wahrnehmung des eigenen Körpers ("Störung der eigenen Körperwahrnehmung"). Beispielsweise wird die relative Breite des Körpers als zu ausladend empfunden, obwohl dies nicht der (objektiven) Realität entspricht, oder abgemagerte Patienten (z. B. bei der Anorexia nervosa) finden ihren Körper gut proportioniert. Durch eine solche Einstellung fehlt Krankheitseinsicht, dementsprechend ist die Motivation zu einer evtl. benötigten Therapie nicht übermäßig groß.

25.

Erläutern Sie kurz eine Bulimia nervosa!

Ein Patient, der an einer **Bulimia nervosa** leidet, zeigt häufig sogenannte "Fressattacken", d. h. Heißhungeranfälle, bei denen er u. U. eine große Menge Nahrungsmittel vertilgt. Danach tritt – bedingt durch eine krankhafte Furcht, dick zu werden - ein massives Schuldgefühl ein, dem z. B. durch Erbrechen oder Einnahme von Medikamenten (z. B. Diuretika oder Laxanzien) usw. - entgegengewirkt wird.

26.

Nennen Sie zusammenfassend wichtige diagnostische Kriterien der Bulimia nervosa!

Folgende wichtige diagnostische Kriterien der **Bulimia nervosa** wären z. B. zu nennen:

- gestörtes Körperschema (pathologische Furcht, Übergewicht zu bekommen bzw. dick zu werden)
- Vorhandensein (teilweise) von Kontrollverlust beim Essen ("Fressattacken") mit Verschlingen von Nahrungsmitteln in großen Mengen
- Vermeidung der drohenden Gewichtszunahme auf Grund o. g. Essattacken durch Anwenden verschiedener Verhaltensweisen wie z. B. selbst eingeleitetes Erbrechen, Verwendung von Laxanzien, Diuretika, Appetitzüglern etc. oder temporäre, sehr strenge Fastenzeiten.

27.

Wie sehen die Therapieerfolge z. B. bei einer Anorexia nervosa aus?

Erkrankungen wie z. B. die **Anorexia nervosa** weisen einen z. T. sehr ungünstigen Therapie- bzw. Heilungsverlauf auf, bedingt sowohl durch die somatischen Komplikationen als auch durch mögliche Suizide.
Auf Grund eines gestörten Körperschemas zeigen die Betroffenen sehr häufig nur geringe Therapieeinsicht. Somit kann sich diese Erkrankung chronisch weiter manifestieren. Im Langzeitverlauf zeigt sich eine Mortalitätsrate von bis zu 20 %.

28.

Wann spricht man von Fettsucht?

Von **Fettsucht** spricht man, wenn ein Übergewicht vorliegt, das ca. 30 % über dem Normalgewicht liegt.
Die Ursachen einer Fettsucht sind überaus vielfältig.
U. U. deutet übermäßige Nahrungsaufnahme auf eine Art "Ersatzbefriedigung" hin, deren Auslöser z. B. Mangel an emotionaler Zuwendung oder Trennung (Elternhaus, Partner usw.) bzw. Mittel gegen Alleinsein und Frustration sein könnten.

29.

Welche psycho-somatische Re-aktion versteht man unter einer sogenannten "eingebildeten Gravidität"?

Die **eingebildete Schwangerschaft oder Gravidität** stellt eine relativ seltene psychosomatische Reaktion von Frauen dar.
Diese Frauen sind von ihrer Schwangerschaft absolut überzeugt, obwohl diese medizinisch-diagnostisch in keiner Weise vorliegt oder nachweisbar wäre.
Auslöser hierfür können u. U. nicht verarbeitete Schuldgefühle, übertriebene Wunschgefühle oder ähnliches sein.
Die Betroffenen zeigen (bzw. somatisieren) Erscheinungen, welche vorwiegend bei Frauen auftreten, die ein Kind erwarten.
Dazu gehören z. B. Amenorrhoe, Schwangerschaftserbrechen, Schwellung der Brüste.

30.

Nennen Sie Bei-spiele für wesentliche Ursachen und Möglichkeiten einer Entste-hung bzw. Verschlechter-ung des Diabe-tes mellitus!

Folgende Faktoren können (z. B.) einen **Diabetes mellitus** entstehen lassen bzw. ihn auch verschlechtern:

- Vererbung (heretitär)
- Ernährungsfehler (alimentär)
- Autoimmunerkrankungen
- Wachstumsschübe (vor allem in der Pubertät)
- außergewöhnliche körperliche Betätigung (Verausgabung)
- emotionale Traumata
- Stress.

59

5. Neurosen

1.

Was sind Neurosen nach lernpsychologischer Auffassung?

Neurosen sind nach diesem Ansatz die signifikanten Symptome selbst - d. h. konditionierte, unangepasste Reaktionen und Verhaltensweisen -, die sich beim Patienten zeigen.

2.

Wie werden durch das psychoanalytische Neurosenkonzept Neurosen dargestellt?

Nach dem **psychoanalytischen Neurosenkonzept** werden Neurosen als "Lösungsversuche" nicht bewußter Trieb-Abwehr-Konflikte bezeichnet.
Oft zeigen diese Neurosen einen chronischen Verlauf, ihre Entstehung vermutet man im Kindesalter.

3.

Erläutern Sie kurz den neurotischen Konflikt!

Bei einem **neurotischen Konflikt** ist es dem Patienten nicht direkt möglich, einen "Triebwunsch" bzw. einen Triebgedanken vollkommen zu kontrollieren. Anteile dieser Triebanfechtungen finden in einem (z. T. somatisierten) Symptom ihren Ausdruck. Das Symptom wiederum stellt eine Art "Scheinlösung" für diesen Konflikt dar, d. h. der Patient meint, sich nicht mit ihn beängstigenden Triebgedanken auseinandersetzen bzw. sich diesen stellen zu müssen.

4.

Geben Sie eine mögliche Gliederung verschiedener Neurosearten an!

Die verschiedenen Neurosen könnte man - nach ihrem Erscheinungsbild - u. U. folgendermaßen aufgliedern:

- **Organneurosen** (im Vordergrund stehen funktionelle körperliche Störungen - vgl. auch "psychosomatische Störungen")
- **Psychoneurosen** (im Vordergrund stehen psychische Symptome, wie z. B. Zwänge, Depressionen, Ängste)
- **Charakterneurosen** (im Vordergrund stehen spezielle, z. T. sehr auffällige Persönlichkeitsmerkmale bzw. Persönlichkeitsstrukturen - vgl. auch "Persönlichkeitsstörungen").

5.

Welche unterschiedlichen Arten von Psychoneurosen kennen Sie?

Folgende unterschiedlichen Arten von **Psychoneurosen** könnte man z. B. anführen:

- depressive Neurosen
- hypochondrische Neurosen
- Konversionsneurosen
- Zwangsneurosen
- Phobien
- Angstneurosen.

6.

Erläutern Sie den Begriff Phobie!

Bei einer **Phobie** handelt es sich um eine Angststörung, die objekt- bzw. situationsbezogen ist. Dabei kann schon durch Gedanken an diese Objekte bzw. Situationen eine Erwartungsangst ausgelöst werden. Die Folge ist möglicherweise ein signifikantes Vermeidungsverhalten.

7.

Geben Sie mögliche Beispiele für Symptome einer Zwangsneurose an!

Eigentliche **Zwangsneurosen** können sich in Zwangsvorstellungen ("Zwangsgedanken") und auch in Zwangshandlungen äußern. Zwangsvorstellungen "zwängen" sich einem Betroffenen immer wieder ungewollt und z. T. unablässig auf. Manchmal tragen diese Vorstellungen auch negative und aggressive Züge. Die Unsinnigkeit dieser Zwangsvorstellungen und Zwangshandlungen ist dem Patienten immer wieder bewußt, trotzdem kann er sich ihrer nicht erwehren. Beispiele für Zwangsvorstellungen wären:

- **Waschzwang** (z. B. ständiges Waschen der Hände)
- **Kontrollzwang** (z. B. immer wiederholtes Kontrollieren, ob Türen geschlossen sind)
- **Zähl- oder Aufsagzwang** (z. B. Aufsagen von Gedichten).
- Ein signifikantes Merkmal einer Zwangsneurose ist das Entstehen von Ängsten.

8.

Nennen Sie unterschiedliche Symptome, die bei Phobien auftreten können!

Folgende Symptome können bei **Phobien** z. B. unterschieden werden:

- **vegetative Symptome** (z. B. Schweißausbrüche, Tachykardie, Hyperventilation)
- **psychomotorische Symptome** (je nach "Verhaltensmuster" von Erregbarkeit bis Starre)
- **individuelle, subjektive Symptome** (z. B. Unruhe, Gereiztheit, Beklemmungsgefühle).

9.

Welche typischen zwangsneurotischen Charakterstrukturen kennen Sie?

Neurotische Charakterstrukturen sind z. B. gekennzeichnet durch Armut bzw. Fehlen von affektiven Reaktionen und Emotionen.
Betroffene zeigen häufig einen auffälligen Drang zu Ordnung, Sauberkeit etc.. Sie sind weiterhin geprägt durch einen fast unbeirrbaren Starrsinn und ggf. durch Uneinsichtigkeit.

10.

Zählen Sie mögliche Symptome einer Konversionsneurose (hysterischen Neurose) auf!

Unter einer **Konversionsneurose (hysterischen Neurose)** versteht man auch eine sogenannte "Ausdruckserkrankung", d. h. unbewußte Gedanken, Ideen, Vorstellungen werden symbolisch somatisiert, also in einem körperlichen Symptom (Konversionssymptom) "zum Ausdruck" gebracht.
Beispiele hierfür wären:
- Paresen (sogenannte "psychogene Lähmungen")
- Taubheit, Blindheit
- Unvermögen zu artikulieren
- Zitteranfälle (Tremor).

11.

Geben Sie drei Beispiele für eine hypochondrische Neurose!

Betroffene, die unter einer **hypochondrischen Neurose** leiden, haben ständig Angst, eine schwere Krankheit zu bekommen bzw. ihr schon zu unterliegen. Sie beobachten ihren Körper und dessen Funktionen deshalb überaus aufmerksam.
Häufige Beispiele für hypochondrische Neurosen wären:
- **Karzinophobie** (Ängste, bestimmte Körperzeichen könnten Vorboten für schwere Tumorerkrankungen bzw. Metastasierungen sein)
- **Infektionsphobie** (Ängste, von pathogenen Mikroorganismen befallen zu sein)
- **Herzphobie** (Ängste, einer plötzlichen oder qualvollen Herzattacke zu unterliegen).

12.

Welche Komplikationen können Angstneurosen u. U. zeigen?

Auffallendes Kennzeichen einer **Angstneurose** ist ein diffuses, z. T. anhaltendes Angstgefühl, das nicht auf bestimmte Dinge oder Situationen fixiert ist und sich u. U. bis hin zur Panik steigert **(Paniksyndrom).** Angstneurosen können chronisch werden; häufig entsteht ein Gefühl der "Angst vor der Angst", das evtl. wiederum zu einem Vermeidungsverhalten führt. Komplikationen können bei diesen Patienten dabei durch Missbrauch von angstlösenden Medikamenten (z. B. Benzodiazepinabhängigkeit) oder Alkohol entstehen.

13.

Erläutern Sie kurz den Unterschied zwischen einer Phobie und einer Angstneurose!

Phobien sind Ängste, die auf bestimmte Situationen oder Objekte ausgerichtet sind.

Angstneurosen dagegen haben keine solche Ausrichtung, sondern tangieren den Betroffenen häufig in Situationen, in denen er sich hilflos oder allein gelassen fühlt.

Die Ängste bei einer solchen Neurose können z. T. anfallsartig (über kürzere oder längere Intervalle hinweg) auftreten.

14.

Wann können Ihrer Meinung nach krankhafte Ängste auftreten?

Krankhafte Ängste können z. B. auftreten bei:
- hirnorganischen Syndromen
- Psychosen (schizophrenen oder auch affektiven)
- Persönlichkeitsstörungen
- Neurosen (Phobien, Angstneurosen etc.)
- psychosomatischen Erkrankungen
- somatischen Erkrankungen.

15.

Geben Sie eine kurze Charakterisierung der depressiven Neurose (neurotischen Depression) an!

Einer **depressiven Neurose (neurotischen Depression)** liegt meist eine pathologische Störung der psychischen Erlebnisverarbeitung eines Patienten zu Grunde. Sie zeigt vorwiegend eine länger andauernde, signifikante psychische bzw. emotionale Verstimmung. Als Ursache vermutet man affektive, verdrängte bzw. nicht verarbeitete Konfliktsituationen, die schon im frühen Kindesalter aufgetreten sein könnten.

16.

Was haben Sie bei einer depressiven Neurose (neurotischen Depression) hinsichtlich des Patienten unbedingt zu beachten?

Bei einer depressiven Neurose kann u. U. **Suizidgefahr** bestehen!

17.

Welchen "Gewinn" könnte ein erwachsener Patient aus neurotischen Symptomen ziehen?

Für einen erwachsenen Patient wäre der **primäre Gewinn** aus einer neurotischen Symptomenbildung eine Minderung von Ängsten (Entlastung von verinnerlichtem Konfliktdruck); als **sekundärer Gewinn** könnte von ihm die Reaktion der Umwelt in Betracht gezogen werden, die oft (indirekt) dafür sorgt, dass das Symptom so aufrecht erhalten werden darf.

18.

Geben Sie Lewins allgemeine Definition von Konflikten an!

"Konflikt ist eine Situation, in welcher in einem Individuum einander entgegen gesetzte Kräfte von annähernd gleicher Stärke zur gleichen Zeit aktiviert sind."
(vgl. auch Literatur)

19.

Welche (schon in der Kindheit erfahrenen) Konflikte können z. B. zu einer Neurosenentstehung beitragen?

Neurosen können u. U. aus Konflikten bzw. Störungen in der Entwicklung eines Menschen (schon im Kindesalter) entstehen. Beispiele hierfür wären:
- Trennungskonflikte
- Abhängigkeitskonflikte
- Triebkonflikte
- Aggressionskonflikte.

20.

Nennen Sie die beiden grundlegenden Formen von Konflikten!

Man kann folgende Konfliktformen unterscheiden:
- **Appetenz-Appetenz-Konflikt** (hiervon spricht man, wenn zwei Gedanken, Ideen, Impulse, Bestrebungen etc. in derselben Intention gewünscht werden.)
- **Appetenz-Aversions-Konflikt** (hiervon spricht man, wenn zwei Gedanken, Ideen, Impulse, Bestrebungen etc. sich kontrovers gegenüberstehen).

21.

Nennen Sie mögliche Abwehrmechanismen für Konflikte seitens eines Patienten!

Beispiele für sogenannte **Abwehrmechanismen** wären z. B.:
- **Projektion** (sogenannte "Übertragung", Verschiebung eigener Wünsche nach außen)
- **Verdrängung** (z. B. von Wünschen und Trieben in das Unterbewußtsein)
- **Sublimierung** (Ausleben anerkannter Beschäftigungen anstelle z. T. verdrängter Wünsche und Triebe)

- **Verleugnung** (Nichtwahrhabenwollen von Wünschen und Trieben)
- **Konversion** (Somatisierung von psychischen Konflikten).

22.

Geben Sie eine Einteilung von Konflikten nach einer psycho-analytischen Auffassung an!

Ein Konflikt kann z. B. entstehen durch innere und/oder äußere gegensätzliche Wünsche bzw. Forderungen.
Folgende Einteilung von Konflikten nach psychodynamischer Auffassung könnte angeführt werden:

- **innere Konflikte** (hierbei handelt es sich vorwiegend um neurotische Konflikte im engeren Sinne)
- **äußere Konflikte** (diese nennt man auch "reale" Konflikte, z. B. zwischen dem Menschen und seiner Umgebung)
- **verinnerlichte Konflikte** (hierbei handelt es sich um sogenannte "Gewissenskonflikte").

23.

Nennen Sie wesentliche Annahmen der psycho-analytischen Neurosenlehre

Wichtige **Annahmen der psychoanalytischen Neurosenlehre** wären:

- Konflikte sind von ihrer Entstehung her gesehen schon in der frühen Kindheit angelegt (frühkindliche, infantile Entwicklungsstörungen).
- Neurosen stellen meist einen nicht funktionierenden Versuch dar, unbewußte Konflikte "lösen" zu wollen.
- Neurosen können durch neue, aktuelle Konfliktauseinandersetzungen bzw. Konfliktsituationen wieder initiiert und aktiviert werden.
- Als Konfliktauslöser können Situationen angesehen bzw. herangezogen werden, die Ähnlichkeiten mit den unbewältigten frühkindlichen (infantilen) Entwicklungsstörungen bzw. damaligen Konfliktsituationen haben.

24.

Geben Sie einen signifikanten Hinweis zur Differentialdiagnose zwischen Psychose und Neurose!

Patienten, die unter einer **Neurose** leiden, sind von ihren intellektuellen Fähigkeiten und ihrem vitalen Umfeld her betrachtet relativ störungsfrei.
Dagegen haben Patienten, die unter einer **Psychose** leiden, intellektuelle Störungen bzw. Beeinträchtigungen in ihrem vitalen Umfeld.

25.

Welches ist die häufigste Phobie in der klinischen Praxis?

Die häufigste Phobie in der klinischen Praxis stellt die **Agoraphobie** dar. Unter Agoraphobie versteht man Platzangst, d. h. Betroffene trauen sich kaum, über öffentliche Straßen oder Plätze zu gehen.

26.

Was bezeichnet Phobophobie?

Unter **Phobophobie** versteht man eine Angst vor der dem Beginn bzw. Einsetzen von Ängsten (z. B. gerade bei Phobien). Eine Phobophobie kann im Rahmen aller Phobien auftreten und zu einem zusätzlichen bzw. verstärkten Symptomenbild führen.

27.

Was bezeichnet der Begriff Dysmorphophobie?

Unter **Dysmorphophobie** versteht man eine Angst vor körperlichen Entstellungen ("Verhäßlichung"). Diese wird auch unter dem Systembegriff einer hypochondrischen Störung eingeordnet. Der Betroffene glaubt intensiv, dass z. B. eines seiner Körperteile verunstaltet sei, obwohl dies unter objektiven Kriterien nicht der Fall ist.

28.

Was bezeichnet der Begriff Nosophobie?

Unter **Nosophobie** versteht man eine Angst, die sich auf das Ereignen bzw. Vorliegen einer pathologischen Veränderung (Erkrankung) im Körper bezieht.

29.

Erläutern Sie kurz, was man unter Panikstörungen versteht!

Unter den Begriffen **Panikstörungen bzw. Panikattacken** versteht man in Episoden immer wiederkehrende Anfälle von z. T. sehr intensiven Angstgefühlen und Angstattacken.
Diese lassen sich nicht von bestimmten Umständen, Situationen oder Objekten ableiten. Sie können für den Betroffenen teilweise unerwartet auftauchen und mit signifikanten Symptomen einhergehen (z. B. Atemnot, Tachykardie, Kontrollverlust, Todesangst).

30.

Welche Aufgaben haben kontraphobische Verhaltensweisen?

Kontraphobische Verhaltensweisen haben für den Patienten vorwiegend die Aufgabe einer Angstabwehr (schon im Vorfeld) bzw. einer Angstbewältigung.
Konkret kann dies auch bedeuten, dass der Betroffene versucht, seine Angst - und die damit u. U. möglichen Angst- und Panikattacken - zu übergehen bzw. zu verheimlichen oder zu kaschieren.

31.

Was bezeichnet der Begriff Zoophobie?

Unter **Zoophobie** versteht man eine Angst vor Tieren (Tierphobie).

32.

Was versteht man unter einer Komorbidität von depressiven und phobischen Störungen bei einem Patienten?

Unter **Komorbidität** von depressiven und phobischen Störungen bei einem Patienten versteht man das mögliche gleichzeitige Auftreten und Vorhandensein von objekt- bzw. situationsbezogenen Ängsten (Phobien) und depressiven Verstimmungen bzw. depressiven Störungen.

33.

Welche signifikanten Grundsymptome einer neurotischen Fehlhaltung kennen Sie?

Folgende signifikante Symptome von **neurotischen Fehlhaltungen** kann man unterscheiden:
- Zeichen von Hysterie
- Zwänge
- Ängste (Phobien)
- Anfälle von Depressionen.

34.

Nennen Sie einige unspezifische Begleitsymptome einer Neurose!

Unspezifische Begleitsymptome von Neurosen wären z. B.:
- emotionale Labilität
- Selbstunsicherheit
- Mangel an Selbstvertrauen
- körperliche und intellektuelle Leistungsschwankungen
- Hemmungen
- Stimmungsschwankungen.

35.

Was versteht man unter Agoraphobie, Algophobie und Klaustrophobie?

- Unter **Agoraphobie** versteht man **Platzangst** (Betroffene trauen sich kaum, über öffentliche Straßen oder Plätze zu gehen).
- Unter **Algophobie** versteht man **Angst vor Schmerzen**.
- Unter **Klaustrophobie** versteht man **Raumangst** (Betroffene können sich nur unter Schwierigkeiten in einem engen Raum aufhalten).

6. Psychosen

1.

Erläutern Sie bitte den Begriff Psychose bzw. psychotische Störungen!

Unter **Psychose** versteht man im Allgemeinen eine psychische Störung mit einem strukturellen Wandel des Erlebens. Man kann u. a. eine exogene Psychose von einer endogenen Psychose unterscheiden.

Die **exogene** Psychose ist organisch bzw. körperlich begründbar durch eine Veränderung des ZNS (Hirntumoren, Intoxikationen, zerebralvaskuläre Insuffizienz, Hirnatrophie etc.).

Die **endogene** Psychose kann ohne erkennbare organische *organel.* Ursache auftreten. Man vermutet, dass vor allem metabolische Störungen oder Störungen der Neurotransmitter sie auslösen.

2.

Erläutern Sie kurz den Begriff Depression und geben Sie Beispiele für unterschiedliche Formen an!

Bei einer **Depression** kann u. a. eine diagnostisch unspezifische Störung der Affektivität ein Hauptkennzeichen sein (depressives Syndrom).
Eine depressive Stimmungsänderung kann u. U. abhängen von den Faktoren Intensität, Dauer und Zeitfolge des Wiederauftretens der Symptome.

Folgende Formen der Depression könnte man unterscheiden:
* **somatogene Depression**
* **endogene Depression**
* **larvierte Depression.**

3.

Nennen Sie einige wesentliche Kennzeichen affektiver Psychosen!

Kennzeichen der affektiven Psychosen wären z. B. pathologische Verstimmungszustände eines Patienten, die sich u. a. in manischen bzw. depressiven Syndromen äußern können. Weiterhin signifikant für dieses Krankheitsbild ist das phasenhafte bzw. episodenhafte Auftreten und Verlaufen der Krankheitserscheinungen mit zwischengeschalteten Zeitphasen, in denen pathologische Symptome (z. T. vollkommen) fehlen.
Symptomatisch sind auch Veränderungen des Denkens (z. B. verlangsamte Denkabläufe bei einer Melancholie) bzw. des Antriebs (häufig Verminderung, seltener Steigerung des Antriebs bei einer Melancholie).

4.

Welche unterschiedlichen Verlaufsformen kann man bei affektiven Psychosen voneinander unterscheiden?

Bei affektiven Psychosen unterscheidet man in der Regel zwischen **monopolaren** und **bipolaren Psychosen**. Des weiteren werden affektive Psychosen nach der Anzahl ihrer Phasen differenziert: **einphasig** und **mehrphasig**.

5.

Erläutern Sie bitte folgende Begriffe in Bezug auf affektive Psychosen: monopolare und bipolare Psychosen, einphasig und mehrphasig, Melancholie!

Monopolar bedeutet, dass nur eine Phase als Symptom auftritt, d. h. entweder nur die manische Phase oder nur die melancholische Phase.
Bipolar bedeutet, dass ebenso manische wie auch melancholische Phasen als Symptome innerhalb des Erkrankungsrahmens auftreten können.

Mit **einphasig** wird das einmalige Auftreten einer melancholischen bzw. manischen Phase bezeichnet.
Mit **mehrphasig** wird das wiederholte Aufeinanderfolgen von Phasen (mit unterschiedlichem oder gleichem Typus) bezeichnet.

Unter **Melancholie** versteht man eine affektive Psychose, bei der vorwiegend depressive Verstimmungen vorherrschen.

6.

Welche charakteristischen Symptome können bei einer zykloiden (manisch-depressiven) Erkrankung auftreten?

Diese Erkrankung ist vor allem gekennzeichnet durch z. T. extreme Stimmungsschwankungen und Stimmungsverschiebungen.
Die Stimmung kann episodenhaft von manischen (euphorischen, gehobenen) zu melancholischen (depressiven) Gemütszuständen wechseln.

Die **Manie** besteht in einem vorwiegend heiteren Erregungszustand (gehobenes Selbstwertgefühl, sorglose Heiterkeit, Rede-, Mitteilungs- und Beschäftigungsdrang). Krankheitsgefühl und Krankheitseinsicht fehlen z. T. vollkommen.

Die **Depression** ist das extreme und genaue Gegenteil der Manie: gedrückte Stimmung mit Ängsten und Hemmungen, Minderwertigkeitsgefühle, Schlafstörungen, Gedanken an Suizid; möglich wären auch Wahnideen und Halluzinationen.

7.

Was versteht man unter einer larvierten Depression?

Die **larvierte Depression** stellt im Prinzip kein eigenständiges Krankheitsbild dar, sondern bezeichnet eher einen Depressionsverdacht (vegetativ-somatisches depressives Syndrom). Hier vermag der Patient seine Verstimmungen kaum selbst zu beschreiben; stattdessen ist eine körperliche Verlagerung der Symptome möglich (z. B. Herzschmerzen, Kopf-, Rückenbeschwerden). Man vermutet, dass ca. die Hälfte aller Depressionen zu Beginn larviert auftreten.

8.

Welche Ursache vermutet man bei einer endogenen Depression?

Bei einer **endogenen Depression (affektiven Depression)** ist die Entstehungsursache relativ unbekannt. Man vermutet z. B. familiäre Häufungen (hereditären Ursprung).

9.

Welche Ursache vermutet man bei einer somatogenen Depression?

Die **somatogene Depression (exogene Depression)** gründet sich auf eine organische Ursache (ggf. indirekte oder direkte Schädigung des Gehirns).

10.

Welchen z. T. typischen Verlauf können affektive Psychosen nehmen?

Diese Erkrankungen verlaufen überaus häufig in **Phasen**, d. h. in zeitlich abgegrenzten Symptomschüben. Die Zeitlänge einer solchen Phase bzw. die Anzahl der auftretenden Schübe ist von Patient zu Patient und individuell verschieden. Die Zeit zwischen den einzelnen Phasen bezeichnet man auch als "**freies Intervall**".

11.

Welche Ursachen einer sogenannten Alterspsychose kennen Sie?

Im Laufe des Lebensalters kann es u. U. zu einem **Verlust an Gehirnsubstanz** kommen. Weiterhin steigt im Alter die Wahrscheinlichkeit einer **Zunahme von arteriosklerotischen Veränderungen im Gehirnbereich**. Somit hat die Nervensubstanz im Gehirn unter Sauerstoffminderversorgung, Nährstoffminderversorgung und Überlastung mit Stoffwechselendprodukten zu leiden.
Darüber hinaus wären als Ursachen für Alterspsychosen auch erlebnisbedingte Erfahrungen zu nennen (Vereinsamung, Spüren von Kräfteverfall usw.).

12.

Nennen Sie Symptome bzw. Auswirkungen von Alterspsychosen!

Folgende **Auswirkungen bzw. Symptome** können u. U. unterschieden werden:

- Verwahrlosung
- Demenz, Verwirrtheitszustände
- Nachlassen von Gedächtnisleistungen und Merkfähigkeit
- Affektlabilität
- Missmutigkeit, großes Maß an Misstrauen gegenüber der Umgebung
- Starrsinnigkeit, Geiz, Resignation, Anpassungsunfähigkeit an neue Situationen
- Hypochondrie.

13.

Was versteht man unter Rapid cycler, was unter Residuen bei affektiven Psychosen?

Unter **Rapid cycler** versteht man sehr schnelle Phasenwechsel bei affektiven Psychosen.

Bei affektiven Psychosen bleiben in aller Regel keine psychotischen Veränderungen (**Residuen**) nach einem phasenhaften Verlauf.

14.

Wie sehen sich Patienten selbst in melancholischen (depressiven) bzw. manischen Phasen einer affektiven Psychose?

Bei einem **manischen Verlauf** besitzt der Patient eine z. T. überaus positive Betrachtungsweise mit signifikanter Selbstüberschätzung, die sich bis hin zu einem Größenwahn steigern kann.

Bei einem **melancholischen bzw. depressiven Verlauf** sieht der Patient sich und seine Umwelt nur in negativer Art und Weise. Dies kann sich steigern zu einer vollkommen nihilistischen Weltauffassung ("nihilistischer Wahn"), bei der sogar die eigene Existenz negiert sein kann.

15.

Welches ist die häufigste und welches ist die seltenste Verlaufsform der affektiven Psychosen?

Am häufigsten kommt die **monopolare mehrphasige Depression** (Melancholie) vor.

Am seltensten ist die **monopolare einphasige Manie**.

16.

Melancholisch Kranke geben häufig an, auch unter körperlichen Beschwerden bzw. Missempfindungen zu leiden. Geben Sie hierfür mögliche Beispiele an!

Bei einer **Melancholie** können u. U. somatische Beschwerden bzw. Missempfindungen (sog. "Vitalsymptome") auftreten, man nennt sie deshalb auch "leibnächste Psychose".
Neben einer möglichen starken inneren Unruhe sind folgende Symptome denkbar:

- Schmerzen in Brust- und Bauchraum (diffuse oder auch lokalisierte Druck- und Beklemmungsgefühle)
- Herzbeschwerden unterschiedlicher Art
- Libidoverlust
- Potenzstörungen
- Mangel an Appetit
- Übelkeit und Brechreiz
- Obstipation (ggf. auch Diarrhoe),
- Müdigkeit
- Kopfschmerzen
- unspezifische Muskelschmerzen
- Schlafstörungen
- Schweregefühl des Körpers oder einzelner Körperteile.

17.

Wie können Sie u. U. eine mögliche Suizidgefahr bei einem melancholisch Kranken erkennen?

Zeichen einer möglichen Suizidgefahr bei einem melancholisch Kranken wären z. B.:

- akute Angstzustände
- beständige, anhaltende Depressionen
- frühere Suizidversuche
- verstärkte, anhaltende Schuldgefühle
- Aggressionszustände, die u. U. nicht nach außen direkt sichtbar bzw. erkennbar sein müssen.

18.

Welche Wahnideen bzw. Wahngedanken könnte ein melancholisch Kranker u. U. hervorbringen?

Folgende **Wahnideen bzw. Wahngedanken**, die auch signifikant für die Grundstimmung des Patienten sind, können bei melancholisch kranken Menschen z. B. auftreten:

- **nihilistischer Wahngedanke** (bei starker Belastung durch die Melancholie kann es u. U. zum Negieren der eigenen Existenz oder der anderer Personen kommen bzw. sogar zum Negieren der ganzen Welt)
- **Wahngedanken** bezüglich finanzieller Verarmung (der Patient glaubt, sich nichts mehr leisten zu können und somit ruiniert zu sein)
- **Wahngedanken** bezüglich starker Versündigungen (der Patient glaubt, große Schuld auf sich geladen zu haben)

- **hypochondrische Wahngedanke** (der Patient glaubt, unheilbar krank zu sein und viel leiden bzw. bald sterben zu müssen).

19.

Erläutern Sie den Begriff synthymer Wahn im Zusammenhang mit affektiven Psychosen!

Unter **synthymem Wahn** versteht man Wahnideen bzw. Wahngedanken, die kongruent zur Stimmungslage des Patienten sind (z. B. bei einem depressiven Wahn).

20.

Warum stellen gerade wahnhafte Depressionen häufig eine Notfallsituation dar?

Gerade bei wahnhaften Depressionen kann u. U. ein **erhöhtes Suizidrisiko** bestehen!

21.

Welchen klinischen Befund könnte man u. U. bei Patienten mit endogenen Depressionen hinsichtlich der Kortisolsekretion feststellen?

In einigen klinischen Untersuchungen konnte festgestellt werden, dass bei Patienten, welche unter einer **endogenen Depression** leiden, die mittlere 24-Stunden-Plasmakonzentration an Kortisol gegenüber gesunden Menschen erhöht ist. Weiterhin konnte eruiert werden, dass der Beginn der morgendlichen Kortisolreaktion z. T. zeitlich vorverlagert ist und bei einigen Patienten keine zirkadiane Fluktuation aufweist.

22.

Was versteht man unter einer Involutionsdepression?

Mit dem (veralteten) Begriff **Involutionsdepression** wird eine Spätdepression bzw. Spätmelancholie bezeichnet. Diese Art einer affektiven Psychose tritt z. T. erst nach dem 45. Lebensjahr auf.

23.

Welche Punkte wären bei der Diagnose endogener Depressionen nach G. Huber von besonderer Wichtigkeit?

Folgende Punkte bzw. **Symptomzeichen** wären nach **G. Huber** bei der Diagnose einer endogenen Depression von besonderer Wichtigkeit:

- Schlafstörungen (z. T. als Frühsymptom)
- Tagesschwankungen
- Hemmung des Denkens (kann u. U. ausgeprägt sein)
- Hemmung der Psychomotorik (kann u. U. auch ausgeprägt sein)
- somatogene Mißempfindungen ("Vitalsymptome"; z. B. Druck- und Beklemmungsgefühle in Bauch- und Brustraum, Muskelschmerzen)
- phasenhafter Verlauf
- depressive Wahngedanken.

Achtung: Bei einer endogenen Depression gibt es im Prinzip keine signifikanten bzw. spezifischen Symptome!

24.

Erläutern Sie kurz eine Entfremdungsdepression!

Bei einer Entfremdungsdepression können Anzeichen und Symptome einer Fremdheitsempfindung bzw. Missempfindungen am eigenen Körper und gegenüber der eigenen Person oder gegenüber der Umwelt (Derealisation) im Vordergrund stehen.

25.

Wie bezeichnet man Fremdheitsempfindungen bzw. Fremdheitserlebnisse gegenüber der eigenen Person?

Fremdheitsempfindungen bzw. Fremdheitserlebnisse gegenüber der eigenen Person bezeichnet man auch als **autopsychische Depersonalisation.**

26.

Wie bezeichnet man Fremdheitsempfindungen bzw. Fremdheitserlebnisse am bzw. gegenüber dem eigenen Körper?

Fremdheitsempfindungen bzw. Fremdheitserlebnisse am bzw. gegenüber dem eigenen Körper bezeichnet man auch als **somatopsychische Depersonalisation.**

27.

Was versteht man unter dem Aspekt "Gefühl der Gefühllosigkeit" bei depressiven Patienten?

Depressive Patienten, die unter dem **Gefühl der Gefühllosigkeit** leiden, zeigen eine Art von "Gefühlsverlust" bzw. einen Mangel, sich freuen zu können. Dies kann sich gegenüber wohlmeinenden Bezugspersonen äußern oder gegenüber Situationen, die normalerweise ein freudiges Erleben hervorrufen würden.
Die Patienten leiden u. U. sehr unter diesem Zustand und empfinden ihn als überaus quälend und belastend.

28.

Welche Symptomentrias kann man bei einem manischen Syndrom feststellen?

Folgende **Symptomentrias** könnte man bei einem **manischen Syndrom** feststellen:
- situationsinadäquat gehobene Stimmungslage
- Ideenflucht
- übermäßiger Drang zur Beschäftigung.

29.

Wer prägte den Begriff Schizophrenie?

Der Begriff **Schizophrenie** wurde durch **Eugen Bleuler** (um 1911) geprägt. Er ersetzte damit den von E. Kraepelin eingeführten Begriff "Dementia praecox".

30.

Geben Sie ein Altersintervall an, in welchem sich die Mehrzahl der Schizophrenien manifestiert!

Über die Hälfte der **Schizophrenien** manifestiert sich zwischen der Pubertät und dem 35. Lebensjahr.
Ca. ein Viertel der Schizophrenien manifestiert sich nach dem 40. Lebensjahr; man spricht dann von sogenannten "Spätschizophrenien".

31.

Welchen pathologischen Grundgedanken drückt der Begriff Schizophrenie allgemein aus?

Schizophrenie charakterisiert im Prinzip eine Art "Zerrissenheit" bzw. fehlende Kongruenz und Einheit von Erleben, Denken, Fühlen und somit (teilweise) auch von Wollen und Handeln.

32.

Eugen Bleuler unterschied bei der Diagnostik einer Schizophrenie zwei Arten von Symptomen: Grundsymptome und akzessorische Symptome. Erläutern Sie die beiden Begriffe!

Folgende **Symptome** werden nach **E. Bleuler** zu den sogenannten **Grundsymptomen** gezählt ("die vier großen A von Bleuler"):

- Assoziationsstörungen
- Affektstörungen
- Autismus
- Ambivalenz.

Folgende Symptome werden nach E. Bleuler zu den sogenannten **akzessorischen Symptomen** gezählt:

- katatone Störungen
- Sinnestäuschungen (Halluzinationen)
- Wahn (z. B. auch Wahnstimmungen, Wahnideen bzw. Wahngedanken).

33.

Welche Art von Wahnstimmungen bzw. Wahnideen können bei schizophren erkrankten Personen u. U. auftreten?

Wahnideen sind insgesamt gesehen Störungen von Denkinhalten, die für einen Außenstehenden unlogisch sind, für den schizophren Erkrankten allerdings ein Stück Realität darstellen.
Folgende Beispiele für Wahnstimmungen bzw. Wahnideen können bei schizophren erkrankten Personen u. U. auftreten:

- **Verfolgungswahn (Paranoia)** - Betroffene fühlen sich ständig von allem und jedem verfolgt und halten ihre Mitmenschen für z. T. heimtückisch und böswillig.
- **Vergiftungswahn** - Betroffene glauben (ähnlich der Paranoia), dass man sie vergiften will; somit verweigern sie u. U. Speisen, Getränke, Medikamente etc..
- **Beziehungswahn** - Betroffene messen alltäglichen Gegebenheiten und Ereignissen oft überaus wichtige oder sogar bedrohliche Bedeutung zu.
- **Größenwahn** - Betroffene überschätzen sich und ihr Können vollkommen; es ist sogar möglich, dass sie sich für bekannte und wichtige Persönlichkeiten halten (z. B. für Präsidenten, Propheten).

34.

Erläutern Sie bitte die beiden Begriffe Ambivalenz und Ambitendenz!

Unter **Ambivalenz** versteht man zwei sich konträr gegenüberstehende Gefühlsregungen, die zwar zusammenhanglos nebeneinander stehen, gleichzeitig aber auch unauflösbar erscheinen (z. B. Hass und Liebe).

Unter **Ambitendenz** versteht man zwei sich konträr gegenüberstehende Handlungsbestrebungen (z. B. Weglaufen-
wollen und Hierbleibenwollen).

Achtung: Beide Tendenzen stehen sich zeitgleich mit gleicher
Intention bzw. Intensität gegenüber. Sie sind meist ein
deutliches Zeichen der inneren Zerrissenheit des Betroffenen.

35.
Was bedeutet Autismus bei schizophren erkrankten Personen?

Insgesamt gesehen versteht man unter **Autismus** eine
absolute Beschäftigung mit und Hinwendung zu dem eigenen
Ich unter gleichzeitigem Abwenden von der Umwelt.
Schizophrene Patienten leiden weiterhin unter dem Verlust
eines realen Wirklichkeitsbezugs. Sie leben in ihrer eigenen
Welt der wahnhaften Vorstellungen. Die eigentliche Umwelt
wird kaum noch wahrgenommen, was sich in allgemeiner
Passivität äußern kann. Teilweise gelingt es Betroffenen noch
temporär, aus ihren eigenen Wahnvorstellungen
auszubrechen, teilweise bleiben sie aber auch vollkommen
darin versunken.

36.
Welche Arten von katatonen Störungen könnte man unterscheiden?

Unter **katatonen Störungen** versteht man Störungen der
Motorik bzw. des Antriebs.
Folgende Arten lassen sich unterscheiden:
*   **hyperkinetische Form** (gekennzeichnet durch psycho-
    motorische Unruhe, Aggressivität, Erregung bis hin zu
    Gewalttätigkeiten und Tobsuchtsanfällen. Auslöser
    können u. U. starke Erregungs- bzw. Angstzustände sein.)
*   **akinetisch-stuporöse Form** (Betroffene besitzen zwar
    ein relativ klares Bewußtsein, zeigen aber ihrer Umwelt
    gegenüber vorwiegend Passivität und keine Anteilnahme.
    Dies kann soweit gehen, dass sich Patienten kaum noch
    bewegen bzw. fast nicht mehr sprechen. Der Patient ist
    regelrecht erstarrt, z. T. als Ausdruck seines eigenen
    wahnhaften Erlebens).

37.
Was versteht man unter einer Katalepsie?

Katalepsie bedeutet, dass Gliedmaßen bzw. Körperteile bei
Patienten passiv und willkürlich in unterschiedliche Positionen
und Stellungen gebracht werden können. Diese werden - auch
wenn sie unbequem sein sollten - über längere Zeit eingehal-
ten, ohne dass dem Betroffenen eine Ermüdung anzumerken
wäre.
Beim passiven Bewegen der Gliedmaßen ergibt sich u. U. ein

leicht zäher Widerstand, ähnlich dem Bearbeiten von Wachs. Man nennt diese Erscheinung deshalb auch "flexibilitas cerea", was im übertragenen Sinn "wächserne Biegsamkeit" bedeutet.

38.

Was versteht man bei schizophrenen Patienten unter Befehlsautonomie bzw. Negativismus?

Unter **Befehlsautonomie** versteht man das direkte Ausführen von Anweisungen und Befehlen (**Echopraxie**) oder das echoartige Nachsprechen von Worten bzw. Sätzen (**Echolalie**) ohne Kritik durch den Patienten, auch wenn es sich um vollkommen unsinnige Anweisungen oder Befehle handelt.

Negativismus ist das genaue Gegenteil von Befehlsautonomie. Man unterscheidet einen aktiven von einem passiven Negativismus.
Beim **aktiven Negativismus** tun Betroffene genau das Gegenteil von dem, was man von ihnen verlangt hat; beim **passiven Negativismus** verweigern Betroffene die Ausführung von Handlungen, die man ihnen vorher aufgetragen hat.

39.

Erläutern Sie den Unterschied von Denkstörungen organisch erkrankter Menschen ("organische Psychosen") im Gegensatz zu Denkstörungen bei schizophren erkrankten Menschen!

Häufig besteht der Unterschied darin, dass **schizophrene Patienten** ein relativ klares Bewußtsein besitzen (man spricht hier auch von einer "Verworrenheit"), während bei **organisch erkrankten Patienten** Gedächtnisstörungen bzw. Bewußtseinstrübungen vorhanden sein können (man spricht hier von einer "Verwirrtheit", auch "amentielles Syndrom" genannt).

40.

Was versteht man unter Residualzuständen bei schizophren erkrankten Menschen?

Residualzustände bezeichnen das dauerhafte Vorhandensein (Persistieren) von schizophrenen Symptomen, z. B. bei einem ungünstigen Verlauf einer chronisch schizophrenen Psychose. Oft ist bei Residualzuständen das Krankheitsbild auf die Grundsymptome beschränkt.

41.

Welche Art von Halluzinationen haben schizophren erkrankte Menschen am häufigsten?

Am häufigsten leiden schizophren erkrankte Menschen unter **akustischen Halluzinationen**.
Man kann in diesem Zusammenhang **Akoasmen** (Geräusche, Töne, Krach, Lärm etc.) von **Phonemen** (Sätze, Wörter etc.) unterscheiden.

42.

Wie erleben schizophrene Patienten Halluzinationen?

Schizophrene Patienten glauben fest, dass ihre Sinnestäuschungen von außen hervorgerufen werden
Durch diesen "Erlebnisumstand" fühlen sich Patienten häufig bedroht und ausgeliefert. Es ist für sie überaus schwierig, zwischen realen Ich-Empfindungen und irrealen Nicht-Ich-Empfindungen zu unterscheiden.

43.

Was versteht man im Zusammenhang mit schizophrenen Patienten unter Schizophasie bzw. Paragrammatismus?

Unter **Paragrammatismus** versteht man ein Zerstückeln und Übereinanderlagern von Sätzen, Satzstrukturen und Wortfolgen.

Im schlimmsten Fall kommt es zu einer **Schizophasie**. Darunter versteht man das unkontrollierte, unverständliche Hersagen von Buchstaben und Worten bei einem schizophren erkrankten Menschen.
Ursache eines solchen Verhaltens wären z. B. Denkstörungen ("Verworrenheit").

44.

Erläutern Sie den Begriff Parathymie!

Parathymie bezeichnet Affektstörungen, d. h. gezeigte Affekte passen in keiner Weise zu Situationen oder Gegebenheiten, die aktuell anstehen bzw. vorhanden sind.
(Es können in diesem Zusammenhang sowohl depressive (melancholische) wie auch manische Stimmungstendenzen auftreten.)

45.

Was versteht man unter Neologismus?

Mit dem Begriff **Neologismus** wird pathologisch eine gewisse Form der Sprachauffälligkeit bezeichnet (sie kann typisch für schizophrene Sprachstörungen sein). Diese ist vor allem charakterisiert durch Neubildung bzw. Neuerfindung von Wörtern sowie das ungewöhnliche Verbinden bzw. Verknüpfen von unterschiedlichen Begriffen und Wörtern.

46. *Formales Denken d.*

Was verstehen Sie unter einer Ideenflucht?

Der Begriff **Ideenflucht** charakterisiert eine bestimmte Art von Denkstörung (z. B. typisch bei manischen Störungen), die charakterisiert ist durch eine große Anzahl von Einfällen, welche allerdings nicht weiter verfolgt werden ("Ziellosigkeit"). Ursprüngliche Denkabläufe werden oft durch neue Ideen unterbrochen, und somit wird von Kerngedanken abgelenkt.

47.

Was bezeichnet man als Minussymptome, was als Plussymptome?

Unter dem Begriff **Minussymptome** fasst man Krankheitszeichen zusammen, die eine Art **Unterstimulation** des Patienten anzeigen bzw. verdeutlichen, wie z. B.:

- Nachlassen der Denkgeschwindigkeit
- Apathie
- Abnahme von Antrieb
- Verlust von Emotionen
- Verarmung von Sprache und Ausdrucksformen
- Bewegungsverarmung
- Passivität gegenüber der Umwelt.

Unter dem Begriff **Plussymptome** fasst man Krankheitszeichen zusammen, die eine Art **Überstimulation** des Patienten anzeigen bzw. verdeutlichen, wie z. B.:

- motorische Unruhe, Hyperaktivität
- Halluzinationen
- entstehende Wahnzustände
- Überinterpretationen.

48.

Nennen Sie mögliche Symptome einer Schizophrenia simplex!

Die **Schizophrenia simplex** zeigt häufig einen langsamen, kaum merklichen Krankheitsbeginn. Der weitere Verlauf ist relativ undramatisch, d. h. es fehlen u. a. katatone oder halluzinatorische Symptomatiken.
Folgende klinische Zeichen können bei einer Schizophrenia simplex z. B. auftreten:

- erhöhte Neigung zur Passivität
- Antriebsminderung
- Verlust von sozialen Kontakten
- Affektverflachung
- formale Denkstörungen.

49.

Was versteht man unter einer Kataplexie?

Unter dem Begriff **Kataplexie** versteht man einen affektiven Tonusverlust, d. h. die Körpermuskulatur erschlafft mehr oder weniger kurzfristig bei z. T. plötzlichem Auftreten einer affektiven Erregung. Der Tonusverlust bezieht sich dabei nur auf bestimmte Muskelgruppen (z. B. Kopfmuskulatur) oder aber auch größere Muskelregionen.

50.

Was verstehen Sie unter Mutismus?

Mutismus bedeutet das Eingeschränkt- oder sogar Aufgehobensein von sprachlichen Äußerungen bei allerdings intakter Sprachfunktion.

7. Störungen der Persönlichkeit

1.

Was versteht man heute unter dem Begriff Charakterneurose?

Der Begriff **Charakterneurose** wurde in der Psychiatrie abgelöst durch den Terminus **Persönlichkeitsstörung** (Soziopathie bzw. Psychopathie).

2.

Persönlichkeitsstörungen werden nach den überwiegenden Verhaltensmustern eingeteilt. Geben Sie hierfür Beispiele!

Folgende Beispiele für **Persönlichkeitsstörungen** kann man feststellen:

- paranoide Persönlichkeitsstörungen
- schizoide Persönlichkeitsstörungen
- dissoziale Persönlichkeitsstörungen
- emotional instabile Persönlichkeitsstörungen *impulsiv u. Borderline*
- hysterische Persönlichkeitsstörungen
- anankastische Persönlichkeitsstörungen ("zwanghafte" Persönlichkeitsstörungen)
- sensitive Persönlichkeitsstörungen ("ängstliche", "selbstunsichere" Persönlichkeitsstörungen)
- asthenische Persönlichkeitsstörungen ("abhängige" Persönlichkeitsstörungen).

- *narzisstische PS*

3.

Erläutern Sie kurz den Begriff Persönlichkeitsstörung!

Unter dem Begriff **Persönlichkeitsstörung** versteht man in besonderer Weise tiefgreifende, ausgeprägte, z. T. "rigide Verhaltensmuster", die in starrer und fester Form bzw. Reaktion auf unterschiedliche Situationen und Lebensereignisse (und Lebenslagen) Anwendung finden und dann u. U. zu gestörten sozialen und beruflichen Verhältnissen führen können.
Der Beginn von Persönlichkeitsstörungen kann in der Kindheit oder im Jugendalter liegen.

4.

Welche Ursachen können Persönlichkeitsstörungen haben?

Folgende **Ursachen von Persönlichkeitsstörungen** könnte man z. B. nennen:

- erworbene Hirnschädigungen
- genetische Faktoren
- Faktoren in der Entwicklung (bzw. Erziehung).

5.

Zu welchen psychiatrischen Krankheitsgruppen können Persönlichkeitsstörungen einen Bezug bzw. eine Abhängigkeit aufweisen?

Zu folgenden drei **psychiatrischen Krankheitsgruppen** können Persönlichkeitsstörungen einen Bezug bzw. eine Abhängigkeit aufweisen:
- hirnorganisch bedingte Erkrankungen
- Neurosen
- Psychosen.

6.

Eine bekannte und gängige Einteilung für psychopathische Persönlichkeiten gab K. Schneider. Nennen Sie diese kurz!

Folgende Einteilung für **psychopathische Persönlichkeiten** gab **K. Schneider**:
- asthenische Psychopathen
- depressive Psychopathen
- gemütlose Psychopathen
- explosible Psychopathen
- fanatische Psychopathen
- hyperthymische Psychopathen
- selbstunsichere Psychopathen
- stimmungslabile Psychopathen
- willenlose Psychopathen.

7.

Charakterisieren Sie kurz asthenische, depressive und gemütlose Psychopathen!

- Bei **asthenischen Psychopathen** findet man eine maßlos übersteigerte Selbstreflexion bzw. Selbstbeobachtung sowohl psychischer wie auch somatischer Schwächen und Fehler. Sie sind allerdings insgesamt gesehen bei Leistungsanforderungen schnell erschöpft und zeigen eine nur geringe Ausdauer.
- Bei **depressiven Psychopathen** findet man eine überaus pessimistische Grundhaltung mit negativer, gedrückter Stimmungslage, großen Zweifeln an sich selbst (mangelndes Selbstvertrauen) und auch an der Umgebung (was sich u. U. auch in Lebensangst äußert).
- Bei **gemütlosen Psychopathen** findet man häufig triebhafte Handlungsweisen; die Betroffenen sind gekennzeichnet durch ein Fehlen von Scham und Mitleid anderen Personen gegenüber.

8.

Charakterisieren Sie kurz explosible, fanatische und hyperthymische Psychopathen!

- Bei **explosiblen Psychopathen** findet man häufig impulsive, leicht erregbare, aufbrausend - explodierende Handlungszüge, die häufig sehr primitiv erscheinen.
- Bei **fanatischen Psychopathen** findet man häufig eine wirklichkeitsfremde Denk- und Verhaltensstruktur, die von übermäßigen Ideen- und Persönlichkeitseinstellungen begleitet wird.
- Bei **hyperthymischen Psychopathen** findet man häufig eine lebhafte und positive Grundstimmung, da z. T. ein gehobenes Selbstwertgefühl vorhanden ist. Dieses wird jedoch begleitet von Denk- und Handlungsstrukturen, die unkritisch, unreflektiert, distanzlos und leichtfertig sein können.

9.

Charakterisieren Sie kurz selbstunsichere, stimmungslabile und willenlose Psychopathen!

- Bei **selbstunsicheren Psychopathen** ist die Denk- und Handlungsstruktur von Selbstzweifeln, Mangel an Selbstbewußtsein etc. geprägt. Daneben existieren häufig noch Schuldgefühle, Zwänge und mannigfaltige Ängste.
- **Stimmungslabile Psychopathen** weisen eine Gemütslage auf, die sich von aggressiver Reizbarkeit bis hin zu signifikanter Depression erstrecken kann.
- **Willenlose Psychopathen** sind charakterisiert durch eine signifikante Haltlosigkeit. Betroffene lassen sich leicht manipulieren und verführen.

10.

Skizzieren Sie kurz narzisstische Persönlichkeits-störungen!

Bei Betroffen, die unter einer **narzisstischen Persönlichkeitsstörung** leiden, herrscht ein überaus großes Verlangen vor, bewundert und beachtet zu werden. Diese Menschen besitzen häufig den Hang zu einer Selbstüberschätzung ihrer eigenen Person. Oft haben sie auch Minderwertigkeitskomplexe, parallel dazu allerdings eine relativ große Anspruchshaltung ihrer Umwelt gegenüber. Werden diese Ansprüche nicht oder nur in geringem Maße erfüllt, kristallisieren sich Aggressionen und Neidgefühle heraus.

11.

Was versteht man unter einem dissozialen Verhalten ("Soziopathie")?

Dissoziales Verhalten ("Soziopathie") gehört als eine Art Symptom in den Bereich der Persönlichkeitsstörungen. Betroffene zeigen die Tendenz, Gesetze und Regeln in Frage zu stellen bzw. zu missachten. Häufig geschieht dies impulshaft und ohne große Beteiligung von Emotionen.

Achtung: U. U. tritt ein solches Verhalten auch im Zusammenhang mit Suchtproblemen auf (Alkohol, Drogen etc.).

12.

Bei welcher Art von Persönlichkeitsstörung findet man eine sogenannte Zyklothymie?

Eine **Zyklothymie** (vgl. endogene Depression) tritt vorwiegend bei **hyperthymen Persönlichkeitsstörungen** auf.

13.

Erläutern Sie kurz den Unterschied zwischen einer Neurose und einer Persönlichkeitsstörung!

Neurotische Personen zeigen z. B. auf Grund von ungelösten Konflikten signifikante Symptomatiken in unterschiedlicher Form.

Menschen mit Störungen in ihrer Persönlichkeit zeigen in manchen ihrer Persönlichkeits- bzw. Charakterzügen Abnormitäten. Ursache hierfür können z. B. erworbene Hirnschädigungen, Faktoren in der Entwicklung (bzw. Erziehung) oder genetische Faktoren sein.

Achtung: Bei einigen Persönlichkeitsstörungen sind häufig auch klinisch-neurotische Symptome vorhanden, oder bei neurotisch veranlagten Menschen werden z. T. auch angeborene Persönlichkeitsstrukturen mittangiert.

14.

Nennen Sie Testverfahren, mit deren Hilfe man Persönlichkeitsstörungen diagnostizieren könnte!

Ziel von Testverfahren ist das Erfassen von einzelnen, z. T. ausgeprägten Persönlichkeitsstrukturen (z. B. Durchsetzungsvermögen, Aggressionspotential, Phantasieausgestaltung).

Beispiele für solche Testverfahren wären z. B.:
- als subjektives Testverfahren der Minnesota-Multiphasic-Personality-Inventory (MMPI).
- als projektives Testverfahren der **Rohrschach-Test**.

Achtung: Diese Tests lassen keine direkten Diagnosen zu, sondern stellen nur Hilfsmaßnahmen im Rahmen eines umfassenden diagnostischen Vorgehens dar!

15.

Charakterisieren Sie kurz Border-line – Persön-lichkeitsstörun-gen!

Betroffene mit **Borderline-Persönlichkeitsstörungen** zeigen z. T. sehr ausgeprägte Stimmungsschwankungen. Sie sind impulsiv, überaus reizbar und können u. U. zu massiver Aggressivität neigen. Daneben sind sie in ihrem Selbst-wertgefühl sehr verletzbar, besonders im Umgang mit nahe stehenden Personen. Es bestehen große Unsicherheiten hin-sichtlich der eigenen Identitätsgestaltung und Identitätsdar-stellung. Weiterhin können sie fast alle Ausprägungen neu-rotischer Störungen bis hin zu paranoiden Wahnideen und Wahnvorstellungen zeigen.
Achtung: Suchtverhalten wäre möglich!

16.

Warum sind the-rapeutische Maß-nahmen bzw. Eingriffe bei Patienten mit Persönlichkeits-störungen manchmal schwierig?

Therapeutische Maßnahmen bzw. Eingriffe bei **Patienten mit Persönlichkeitsstörungen** sind z. T. deshalb so schwierig, weil diese Patienten häufig geringer dazu motiviert sind, sich therapeutischen Maßnahmen zu unterziehen, da Einsicht in eigene pathologische Prozesse nicht vorhanden ist ("Fehlen von Leidensdruck").

17.

Bei welcher Art von Persönlich-keitsstörung findet man eine sogenannte Dysthymie?

Eine **Dysthymie** (nach H. J. Eysenck eine Form der Neurose, bei der Persönlichkeitsstörungen im Vordergrund stehen) tritt vorwiegend bei **depressiven Persönlichkeitsstörungen** auf.

18.

Häufig treten sogenannte Erlebnisreaktio-nen bei Psycho-neurosen, Cha-rakterneurosen oder Persönlich-keitsstörungen auf. Geben Sie eine kurze Erläuterung!

Erlebnisreaktionen werden z. T. auch als Konfliktreaktionen bezeichnet. Sie stellen mögliche Verarbeitungsmaßnahmen eines Betroffenen nach belastenden Situationen oder Erlebnissen dar (z. B. Unfall, Tod einer nahe stehenden Person).
Die Erlebnisreaktion eines Klienten steht meistens in direktem Zusammenhang - sowohl von der Zeit als auch von der seelischen Anspannung her gesehen - mit dem konfrontierten bzw. durchlebten Ereignis bzw. Erlebnis.
Eine pathologische Erlebnisreaktion ist gekennzeichnet durch psychische und somatische Störungen.

19.

Von welchen Faktoren kann die Intensität einer Erlebnisreaktion für den Betroffenen abhängen?

Die **Intensität einer Erlebnisreaktion** kann für den Betroffenen z. B. von folgenden zwei Faktoren abhängen:

- Form des erlebten Traumas (z. B. Art, Dauer, Heftigkeit)
- Belastungsgrenze des Betroffenen (individuelle Grenze des Ertragens von Belastungen).

20.

Wie können sich Persönlichkeitsmerkmale im Laufe des Älterwerdens verhalten?

Persönlichkeitsmerkmale bleiben von der Beschaffenheit und den Eigenschaften her gesehen wohl ein Leben lang erhalten. Jedoch kann sich der Grad der Ausprägung bzw. der Eigentümlichkeit dieser Persönlichkeitsmerkmale verändern. Verantwortlich hierfür sind möglicherweise Ereignisse, Erlebnisse, Umwelt- und Lebensfaktoren etc..

8. Sucht – Abhängigkeit

1.

Was versteht man unter dem Begriff Missbrauch im Zusammenhang mit z. B. Medikamenten oder Genußmitteln?

Unter dem Begriff **Missbrauch** kann man ein Vorstadium der Sucht verstehen. Es handelt sich vorwiegend um einen nicht konkret zu begründenden und übermäßigen Gebrauch von Genussmitteln bzw. Medikamenten.
Ein Missbrauch führt u. U. - je nach Ausmaß - zu gesundheitlichen Schäden!

2.

Was versteht man unter Gewöhnung an Medikamente bzw. Genussmittel?

Die **Gewöhnung** an Medikamente (z. B. Schlafmittel, Abführmittel) bzw. Genussmittel (z. B. Zigaretten, Alkohol) bedeutet bereits eine gewisse Abhängigkeit, z. T. auch schon im psychischen Sinne.
Eigentliche körperliche oder psychische Schäden sind allerdings noch nicht vorhanden, eine physische Abhängigkeit liegt ebenfalls noch nicht vor (d. h. z. B. noch keine signifikanten Entzugserscheinungen bei Absetzung).

3.

Erläutern Sie die Polytoxikomanie!

Mit dem Terminus **Polytoxikomanie** beschreibt man das Konsumieren mehrerer Stoffe, die eine Sucht auslösen können (z. B. Genussmittel wie Alkohol und Medikamente).
Achtung: Fast alle Drogenabhängigen weisen eine Polytoxikomanie auf!

4.

Wie könnte man bei einer Drogensucht die psychische Abhängigkeit beschreiben?

Insgesamt gesehen beschreibt man die **Drogensucht** als eine periodische Einnahme von Stoffen und Substanzen (z.B. Alkohol, Betäubungsmittel, Psychopharmaka, Schlaf- und Schmerzmittel), die auf Dauer eine Sucht erzeugen (psychisch und physisch) und zu einer Abhängigkeit führen, die schädlich sowohl für den Betroffenen wie auch für die Allgemeinheit ist.
Es besteht dann eine psychische Abhängigkeit, wenn ein nicht kontrollierbares seelisches Verlangen nach Drogen vorliegt, und diese Drogen unter allen Umständen beschaffen und eingenommen werden müssen.
Meistens besteht darüber hinaus die Tendenz, die Dosis der Drogen zu steigern.

5.

Nennen Sie Beispiele für psychische Beschwerden und mögliche psychische Auswirkungen des Alkoholismus!

Folgende **Beispiele** wären zu nennen:
- Antriebssteigerung, Euphorie (vor allem im Rausch)
- Dämmerzustand
- verlangsamte Auffassungsgabe, Konzentrationsstörungen, Orientierungs- und Koordinationsschwierigkeiten (Desorientiertheit)
- Kritiklosigkeit
- Amnesie für Handlungen im Rausch
- Halluzinosen
- Wahngefühle (Verfolgungswahn, Eifersuchtswahn etc.)
- Alkoholdelir (Delirium tremens).

6.

Welchen Einfluss können Neuroleptika z. B. auf den Alkoholgenuss haben?

Unter Umständen kann durch die **Einnahme von Neuroleptika bzw. Tranquilizern oder Schlafmitteln** die Wirkung von Alkohol **übermäßig gesteigert** werden!
Ebenso verzögert sich durch die Einnahme von Medikamenten der Abbau von Alkohol im Blut!

7.

Welche Auswirkungen können Alkoholintoleranzen z. B. bei Epileptikern oder Hirnverletzten hervorrufen?

Bei Epileptikern, Hirnverletzten, Patienten mit Arteriosklerose der Hirngefäße kann eine **Alkoholintoleranz** (d. h. schon geringe Mengen Alkohol werden nicht vertragen) ein typisches, psychotisches Bild mit krankhafter Unruhe, Desorientiertheit, Halluzination, Dämmerzustand und Amnesie für im Rausch erfolgte Handlungen zeigen (**"pathologischer Rausch"**).

8.

Gibt es u. U. genetische Faktoren, die eine Alkoholabhängigkeit unterstützen könnten?

In der heutigen wissenschaftlichen Diskussion werden **genetische Faktoren** als **entwicklungsbegünstigend** für eine **Alkoholabhängigkeit** angesehen.
Als Beispiele gelten Anamneseberichte von Alkoholikern, aus denen z. T. sehr häufig hervorgeht, dass Eltern oder Elternteile ebenfalls alkoholabhängig waren.
Statistisch gesehen kommen Psychosen (affektive, schizophrene) in Familien mit Alkoholabhängigkeiten wesentlich häufiger vor. Es ist u. U. auch möglich, dass sich parallel zu einer endogenen Psychose eine Alkoholabhängigkeit (oder eine andere Sucht wie z. B. Medikamentensucht) entwickelt.

9.

Die WHO hat Formen der Suchtstoffabhängigkeiten festgelegt. Nennen Sie diese und geben Sie ein wesentliches Unterscheidungskriterium an!

Folgende unterschiedliche **Typen von Suchtstoffabhängigkeiten** hat die **WHO** festgelegt:

- Alkohol-
- Amphetamin-
- Barbiturat-
- Cannabis (Marihuana)-
- Cocain-
- Halluzinogen-
- Khat-
- Morphin-Typ.

Alle diese Typen gliedern sich in eine Gruppe mit vorwiegend physischem Abhängigkeitspotental (z. B. Alkohol, Barbiturat) von einer Gruppe mit eher psychischem Abhängigkeitspotential (z. B. Amphetamin, Cannabis, Cocain, Halluzinogen).

10.

Wie unterscheidet die WHO Sucht und Gewöhnung?

Laut **WHO** unterscheiden sich beide Begriffe vor allem durch die **Tendenz einer möglichen Dosissteigerung**, die bei einer Sucht, nicht aber bei einer Gewöhnung vorkommen würde. Eine Dosissteigerung bei der Sucht entsteht vor allem durch eine Toleranzentwicklung gegenüber der Droge.
Achtung: Zwischen Gewöhnung und Sucht sind die Grenzen als fließend anzusehen!

11.

Wäre eine Restitution bei chronischem Alkoholismus noch möglich?

Eine **Wiederherstellung bzw. Restitution bei chronischem Alkoholismus** ist im Allgemeinen möglich, jedoch kann eine solche rehabilitative Maßnahme u. U. mehrere Jahre dauern. Natürlich müssen neben der eigentlichen Suchtbehandlung auch evtl. vorhandene somatische Schädigungen (z. B. an der Leber) mittherapiert werden.
Sind beim Patienten allerdings schon massive hirnorganische Schäden zu beklagen (sog. Alkoholdemenz), ist der gesamte (suchtbedingte) Schaden nicht mehr reversibel.

12.

Nennen Sie charakteristische Beispiele für die Prodromalphase des Alkoholismus!

In der **Prodromalphase des Alkoholismus** häufig auftretende Symptome wären z. B.:

- Der Betreffende vermeidet das Thema "Alkohol" bzw. Anspielungen darauf in seiner Umgebung.
- Allerdings kreisen die Gedanken eines Betroffenen selbst sehr oft um das Thema "Trinken von Alkoholika".

- Daraus resultiert ein immer häufigeres heimliches (z. T. gieriges) Trinken.
- Dabei empfindet der Betreffende u. U. Schuldgefühle.
- Seine Alkoholtoleranz nimmt zu.
- Schon bei einer geringen Menge konsumierten Alkohols können Erinnerungslücken auftreten.

13.

Nennen Sie die typischen Alkoholismusformen nach E. M. Jellinek!

Nach E. M. Jellinek wären typische Alkoholismusformen:

- **Alpha-Typ** - Hierbei handelt es sich um einen sogenannten "Wirkungs- und Erleichterungstrinker", der das Alkoholtrinken als eine Art konfliktvermeidendes Verhalten - gerade in Stresssituationen - wahrnimmt.
- **Beta-Typ** - Hierunter versteht man eine Persönlichkeit, die häufig Gelegenheiten sucht, Alkohol trinken zu können ("Gelegenheitstrinker"). Psychische und physische Abhängigkeiten bestehen noch nicht.

Alpha und Beta sind die am häufigsten vorkommenden Trinkertypen (nach Jellinek).

- **Gamma-Typ** - Dieser Typus leidet sehr stark unter psychischer und physischer Abhängigkeit sowie schweren Symptomen beim Entzug. Es herrscht ein Kontrollverlust bezüglich der Trinkmenge. Die Alkoholtoleranz nimmt signifikant ab.
- **Delta-Typ** - Hierbei kommt es nicht zu einem Kontrollverlust, es dominiert eine physische Abhängigkeit mit ebenfalls signifikanten Entzugserscheinungen.
- **Epsilon-Typ** - Darunter versteht man den sogenannten "Quartalstrinker". Betroffene geben sich periodisch exzessiv dem Alkoholkonsum hin; es besteht ein Kontrollverlust. Organschädigungen können vorliegen.

Gamma, Delta und Epsilon sind die Trinkertypen, die ein ausgeprägtes Suchtverhalten an den Tag legen und letztendlich die eigentliche Alkoholkrankheit charakterisieren (nach Jellinek).

14.

Erläutern Sie Ursachen, die zu einem Delir führen können!

Ein **Delir** beschreibt eine relativ unspezifische Reiz-Reaktions-Lage des Gehirns. Ursachen: für ein Delir gibt es z. B.:

- Alkoholintoxikation (wohl die häufigste Ursache)
- Gehirnerkrankungen (Neoplasien, Traumata, Gehirnblutungen etc.)
- Intoxikationen mit diversen Medikamenten, Barbituraten, Opiaten usw.

- Thyreotoxikose
- Sepsis.

15.

Nennen Sie mögliche Ausfallerscheinungen, die physisch und psychisch bei einem Alkoholiker im Endzustand auftreten können!

Im Endzustand kann ein Alkoholiker (vor allem bezüglich seiner Psyche) häufig das sogenannte **Korsakow-Syndrom** zeigen. Dieses ist gekennzeichnet durch folgende Symptomentrias:

- **Merkfähigkeitsstörungen**
- **Desorientiertheit**
- **Konfabulation** (d. h. der Betroffene füllt seine Gedächtnis- und Überlegungslücken mit sogenannten "Pseudoerinnerungen". Der Wahrheitsgehalt dieser Pseudoerinnerungen steht für den Betreffenden außer Frage!)

Physisch zeigt ein Alkoholiker im Endzustand z. B.: Leberzirrhose mit allen Folgeerscheinungen, Pankreatitis, Polyneuropathien, Stauungen in unpaarigen Bauchorganen wie z. B. Magen), Kardiomyopathien, (ggf. auch das "Wernicke-Syndrom", eine überaus schwere alkoholbedingte Psychose).

16.

Was versteht man unter einem Wernicke-Syndrom?

Das **Wernicke-Syndrom** stellt eine überaus schwere alkoholbedingte Psychose dar, die akut und auch subakut auftreten kann.

Folgende klinische **Symptome** sind möglich:

- Lähmung der Augenmuskulatur (Augenmotilitätsstörungen)
- Miosis, Anisokorie
- Ataxie (zerebral)
- Tremor
- schwere Bewußtseinseintrübung, Verwirrtheit (Sopor)
- u. U. Störung der Merkfähigkeit
- Krampfanfälle.

Als **Ursache** des Wernicke-Syndroms diskutiert man einen Mangel an Vitamin B_1 (zur Therapie werden täglich bis zu 100 mg Vitamin B_1 verordnet). Häufig finden sich auch Gehirnblutungen als hirnorganische Ursachen (vor allem Einblutungen in die periaquäduktale Substantia grisea, d. h. in die Bereiche von Nervenzellgewebe).

Heilungstendenzen bzw. positive Prognosen sind nur sehr selten (u. U. Übergang in ein Korsakow-Syndrom).

17.

Zählen Sie unterschiedliche Auslösungsarten des Delirs auf!

Insgesamt gesehen könnte man drei unterschiedliche Arten unterscheiden:

- **Gelegenheitsdelir** - Dies wird vor allem durch Stresssituationen (bei Abhängigen), die für den Betroffenen eine große Belastung darstellen, hervorgerufen.
- **Abstinenzdelir** - Dieses tritt im Entzug von Drogen auf.
- **Kontinuitätsdelir** - Dieses tritt während der fortgesetzten Einnahme der Droge auf.

18.

Welche Formen der Alkoholpsychosen sind Ihnen bekannt?

Folgende **Formen von Alkoholpsychosen** werden in der Literatur beschrieben:

- Delirium tremens
- Alkoholhalluzinose
- Korsakow-Syndrom (bzw. vorher Wernicke-Syndrom)
- Eifersuchtswahn.

19.

Erläutern Sie bezüglich der Alkohol-psychosen den sogenannten Eifersuchtswahn!

Der **Eifersuchtswahn** ist nicht zwingend nur bei einem Alkoholiker anzutreffen, auch andere Psychosearten können eine derartige Erscheinungsform aufweisen.
Bei Alkoholikern treten u. U. häufiger Eifersuchtsideen in jeglicher Richtung und Form auf; der eigentliche Eifersuchtswahn ist jedoch insgesamt gesehen eher selten (bei Männern häufiger anzutreffen als bei Frauen). Auffallend sind hierbei unübliche, nicht begründbare Verdächtigungen und Unterstellungen, die hin und wieder auftreten können und z. T. zu einem chronischen Verlauf führen, auch unter Abstinenzbedingungen!

20.

Geben Sie eine kurze Charakterisierung des Delirium tremens!

Das **Delirium tremens** dürfte die wohl häufigste akute Alkoholpsychose sein. Folgende Symptome wären signifikant:

- Gedächtnisstörungen
- Konzentrationsstörungen
- Halluzinationen
- Desorientiertheit
- Tremor
- wechselnde, unterschiedliche Stimmungslagen - affektive Störungen (von depressiv bis euphorisch)
- Krampfanfälle
- Tachykardie

- Fieber (Hyperthermie)
- Emesis und Diarrhoe
- Störungen des Schlaf-Wach-Rhythmus
- u. U. psychomotorische Unruhe ("Beschäftigungsdrang").

21.

Welche körperlichen Erkrankungen kann ein Alkoholiker aufweisen? Nennen Sie Beispiele!

Folgende mögliche **körperliche Erkrankungen** kann ein Alkoholiker aufweisen:

- Hepatitis mit Ikterus (toxische Leberentzündung mit Gelbfärbung der Haut durch Einlagerung von Bilirubin (intrahepatischer Ikterus))
- Leberverfettung bzw. Leberzirrhose (bindegewebige Umwandlung defekten Lebergewebes)
- Pfortaderstauung (z. B. durch Leberzirrhose)
- Gastritis mit Übelkeit und Erbrechen (ggf. Stauungsgastritis)
- Anämie (durch Gastritis mögliche verminderte Aufnahme von Vitamin B12 (mangels "Intrinsic factor"))
- Pankreatitis
- Spider naevi (signifikante Hauterscheinungen)
- Rhinophym (signifikante Veränderung von Nase ggf. und Wangen (Schwellung, Rötung usw.))
- Gynäkomastie (durch Leberschädigung verursachter schlechterer Abbau von gonadotropen Hormonen)
- Blutgerinnungsstörungen (durch Leberschädigung verminderter Aufbau von Fibrinogen bzw. Bereitstellung von Vitamin K)
- Polyneuropathie
- Kardiomyopathien
- Krampfanfälle (z. B. auch durch Mangel an Elektrolyten, Sprurenelementen, Vitaminen)
- Kachexie (durch mangelnde Nahrungsaufnahme bzw. schlechtere Verwertung der Nahrung durch den Darm bzw. Pfortaderstau und Leberschädigung)
- Potenz- bzw. Libidoschwierigkeiten
- Diabetes mellitus.

22.

Nennen Sie Beispiele für Alkohol-Folge-Schäden!

Folgende **Beispiele** wären hier zu nennen:

- chronische Leberschädigungen (z. B. Leberzirrhose)
- alkoholbedingte Polyneuropathie
- Demyelinisierung zentraler Ponsregionen (zentrale pontine Myelinolyse)
- Refsum syndrom (Abbaustörung der Phytansäure)
- Großhirnrindenatrophien

- Kleinhirnatrophie
- Marchiafava-Bignami-Syndrom (im Bereich des Corpus callosum gibt es Entmarkungsherde).

23.

Geben Sie einige Beispiele für signifikante Symptome einer Alkoholhalluzinose!

Die **Alkoholhalluzinose** - als Alkoholpsychose betrachtet - kommt insgesamt gesehen nur relativ selten vor. Es ist möglich, dass die Beschwerden bei Alkoholmeidung vergehen, bei erneuter Alkoholzufuhr allerdings wieder in Erscheinung treten.

Sie ist z. B. gekennzeichnet durch folgende Symptome:
- vorwiegend akustische Halluzinationen (bei diesen Halluzinationen handelt es sich meist um aggressive, bedrohliche Gespräche über den Betroffenen)
- häufig wahnhafte Interpretationen der Halluzinationen
- oftmals Paranoia
- dabei fehlende Bewußtseinsstörung mit z. T. erhaltener Orientierung
- depressive Stimmungslage (Affektlabilität)
- relativ geringe motorische Unruhe.

24.

Welches Mittel wird häufig bei der Behandlung eines Alkoholdelirs eingesetzt und mit welchen Nebenwirkungen wäre zu rechnen?

Bei Alkoholdelir wird häufig das **Clomethiazol** eingesetzt.

Dieses Mittel wird vorwiegend stationär appliziert, es zeigt u. a. eine antikonvulsive, sedierende Wirkung.

Bei parenteraler Gabe kommt es u. U. zu hypotonen Reaktionen (Blutdrucksenkung), Atemdepression, erhöhter Sekretbildung im Bronchial- und Trachealsystem, Tachykardie, Beschwerden im Magen- Darm-Trakt (z. B. Übelkeit und Erbrechen) und zu Exanthemen.

Weiterhin muss beachtet werden, dass sich schon nach relativ kurzfristiger Applikation eine Abhängigkeit entwickeln kann (eine ambulante (orale) Medikation ist aus diesem Grund im Prinzip nicht indiziert)!

25.

Hinweise auf eine Alkoholabhängigkeit können auch neurologische Symptome geben. Welche sind Ihnen bekannt?

Folgende neurologische Symptome könnten bei einer **Alkoholabhängigkeit** z. B. auftreten:
- Ataxie
- Koordinationsstörungen
- Gangunsicherheit
- Gleichgewichtsstörungen
- Tremor
- Nystagmus
- Reflexausfälle (durch Polyneuropathie bedingt).

Morphentyp – Opieole

26.

Welche Charakteristika kann man bei einer Opiatabhängigkeit beobachten?

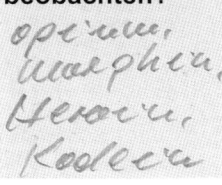

*Opium,
Morphin,
Heroin,
Kodein*

Folgende **charakteristische Symptome** wären hier z. B. zu nennen:

- Tremor
- Inappetenz
- Bradykardie
- Gewichtsabnahme (evtl. Kachexie)
- Obstipation (spastisch bedingt)
- Miktionsstörungen
- graue, blasse Haut (u. U. sehr trocken)
- Schlafstörungen
- Libidoverlust.

27.

Welche klinischen Symptome findet man bei einer akuten Morphinintoxikation?

Folgende **Symptomentrias** herrscht hier vor:

- Miosis (**Achtung:** Im Endstadium kann u. U. auch eine Erweiterung der Pupille auftreten!)
- Atemdepression (**Cave:** Lebensgefahr!)
- Koma.

Weitere signifikante Symptome wären z. B. Muskelkrämpfe, niedriger Blutdruck mit vermindertem Herzschlag, erniedrigte Körpertemperatur, Zyanose, u. U. Pyramidenbahnzeichen.

28.

Welche Entzugserscheinungen können bei einer Morphinabhängigkeit u. U. auftreten?

Mögliche **Entzugssymptome** wären:

- Hyperthermie
- Hyperhydrosis (Schwitzen)
- Muskelschmerzen bzw. Lähmungen
- Krämpfe (vor allem auch im Abdominalbereich)
- Hypertonie
- Gereiztheit, Unruhe
- Mydriasis
- gesteigerter Tränenfluß
- häufiges Gähnen ("Gähnzwang").

29.

Welche Drogen besitzen das höchste Abhängigkeitspotential?

Drogen mit dem **höchsten Abhängigkeitspotential** sind die klassischen **Opioide vom Morphintyp**. Bei diesen Mitteln kann sich schon innerhalb nur weniger Tage eine Abhängigkeit ausprägen (d. h. "Abhängigkeit vom Morphintyp" - sowohl psychisch als auch physisch).

30.

Was versteht man unter einer Depravation?

Aus suchtbedingten Gründen kann es zu einem **Verfall von ethisch-moralischen bzw. sittlichen Verhaltensweisen und Verhaltensnormen** kommen. Die **Depravation** kann man als zwingende Folge einer Sucht bzw. Abhängigkeit von Drogen jeder Art betrachten.

31.

Nennen Sie eine der bekanntesten Drogen, die eine Abhängigkeit vom Morphintyp erzeugen kann!

Es handelt sich hierbei um das **Diazetylmorphin (Heroin)**.

32.

Rauschzustände kann man auch als akute exogene Psychosen bezeichnen. Zählen Sie einige unterschiedliche Arten auf!

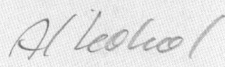

Folgende Rauschzustände könnte man unterscheiden:

- **Einfacher Rausch** - Einschränkung der Reaktionsfähigkeit, evtl. Trübung des Bewußtseins, u. U. Stimmungsänderungen im Vergleich zum nüchternen Zustand (ggf. leicht euphorisierende oder auch leicht depressive Stimmungslage).
- **Komplizierter Rausch** - Dieser unterscheidet sich vorwiegend quantitativ vom einfachen Rausch. Alle o. g. Erscheinungen treten verstärkt auf. Es kann zu schweren depressiven Zuständen mit manischen, paranoiden Symptomen kommen. U. U. sind Erinnerungslücken (partielle Amnesie) möglich.
- **Pathologischer Rausch** - Dieser unterscheidet sich nicht nur in der Quantität, sondern auch in der Qualität von den o. g. Rauschzuständen. Schon nach geringem Alkoholkonsum kann es zu massiven Erregungsaffektionen bis hin zu brutaler Gewaltausübung kommen. Diese Rauschart ist temporär (bis zu wenigen Stunden) und endet in einem sogenannten "Terminalschlaf". Für die Zeitdauer des Rausches besteht vollkommene Amnesie, d. h. der Betroffene kann sich an nichts mehr erinnern. Diese Rauschart tritt vorwiegend bei schon vorbelasteten, (krankhaft-)süchtigen Patienten auf.

33.

Beschreiben Sie klinische Symptome einer Heroinabhängigkeit bzw. eines Heroinentzuges!

Heroin zählt zu den sogenannten **"Opioiden"**. Es zeigen sich analgetisch-sedierende und euphorisierende (hypnogene) Hauptwirkungen. Ein Problem von Heroin stellt die schnelle Toleranzentwicklung und somit der ständige Zwang zur Dosissteigerung dar.

Die chronische **Heroinabhängigkeit** ist gekennzeichnet durch speziell parasympathikotone Wirkungen wie z. B. Hypotonie, Ataxie, Miosis, Kachexie. Ein Problem bildet dabei die mögliche Atemdepression: Durch Hemmung des zentralen Atemreflexes kann es u. U. zur Hypoxie kommen (Sauerstoffmangel des Gewebes).

In psychischer Hinsicht sind vor allem Stimmungsschwankungen, Konzentrationsstörungen, geistige (und natürlich auch körperliche) Leistungsminderung signifikant.

Bei einem **Heroinentzug** (der u. U. über ein halbes Jahr andauert) erfolgt die Umkehrung der während einer Intoxikation vorherrschenden parasympathikotonen Lage. Es herrschen Unruhe (mit Ängsten), Spasmen, Diarrhoen, Tachykardien usw. vor.

34. *Gedankenraum*

Was wäre signifikant bei einem Drogenkonsum bzw. einer Abhängigkeit vom Kokaintyp? Führen Sie Beispiele an!

Beim **Kokaintyp** fällt eine überaus starke psychische Abhängigkeit auf. Die physische Abhängigkeit hingegen ist nur sehr gering ausgebildet (relativ minimale Toleranzentwicklung). Als suchtfördernd gilt beim Kokain die vorwiegend euphorisierende Wirkung. (Es besteht ein Glücksgefühl ohne eigentlichen Grund). Weiterhin können unter dem Einfluss dieser Droge Hemmschwellen abgebaut, u. U. das Selbstwertgefühl, die Kreativität und das Leistungsvermögen gesteigert sowie die Libido erhöht werden.

Später kann sich die Wirkung der Droge umkehren in ein "depressives Stadium" mit Ängsten, Verstimmungen, Depravationen usw..

35.

Drogenkonsum kann auch über Schnüffeln erfolgen. Geben Sie eine Erklärung für diesen Vorgang!

Unter **Schnüffeln** versteht man eine missbräuchliche Einatmung bzw. Inhalation von Dämpfen (meist organischer) Klebe - und Lösungsmittel.

Problematisch kann dies durch die dabei auftretenden Komplikationen werden (z. B. Atemstörungen, toxische Enzephalopathien, Herzrhythmusstörungen, Polyneuropathien, Ataxien, Krampfanfälle usw.).

Dem Schnüffeln unterziehen sich vorwiegend Kinder und Jugendliche.

36.

Was versteht man unter einem Flash back im Zusammenhang mit einer Drogenabhängigkeit?

Der sogenannte **Flash back** ist eigentlich eine **Nachhall- bzw. Echopsychose**. D. h. es kommen nach einer Zeit der absoluten Drogenfreiheit wieder Emotionen bzw. Erlebnisse der früheren Drogenzeit "ins Bewußtsein". Solche spontanen (psychotischen) "Wiederaufflackerungen" von o. g. Emotionen bzw. Erlebnissen können noch monatelang nach der letzten Einnahme der Droge auftreten (vor allem z. B. bei Cannabis).

37.

Erläutern Sie die Begriffe Echopraxie und Echolalie!

Echopraxie und **Echolalie** zählt zu den sogenannten **"Echoerscheinungen"**. Sehr oft trifft man solche Symptome bei katatonen Störungen an. Es besteht hierbei kein Zusammenhang mit den Echopsychosen!

- Unter **Echopraxie** versteht man eine Nachahmung von bestimmten Bewegungen bzw. Handlungen.
- Unter **Echolalie** versteht man das Nachsprechen von (vorgesagten oder einfach nur gehörten) Wörtern bzw. Sätzen.

38.

Was verstehen Drogenabhängige unter einem "Horror-Trip"?

"Horror-Trips" sind während eines Drogenkonsums bzw. Drogenrausches und u. U. auch im Entzug empfundene angstbesetzte, irreale "Erlebnisse" und Wahnvorstellungen (ggf. als Halluzinationen auftretend).

Diese Emotionen, Gedanken usw. können zu Krisensituationen und auch Suizidversuchen bzw. Suiziden führen!

39.

Erläutern Sie die Parathymie!

Unter **Parathymie** versteht man paradoxe emotionale Empfindungen bzw. Affektionen, d. h. die Gefühlswelt des Betroffenen passt nicht zu seinem Erleben im eigentlichen Sinne. Diese Erscheinung kann vor allem im Rahmen von schizophrenen Störungen und Belastungen auftreten.

40.

Was ist unter Methadon zu verstehen?

Methadon ist ein sogenannter Opiat-Antagonist, der Süchtigen als Ersatz(-droge) oral appliziert wird.

9. Suizidalität

1.

Definieren Sie den Begriff Suizid!

Unter dem Begriff **Suizid** versteht man eine mit Absicht vorgenommene Selbsttötung.

Die Betroffenen sehen in Krisensituationen, die ihnen ausweglos erscheinen, den freiwilligen Gang in den Tod als einzige Lösungsmöglichkeit.

2.

Wie groß schätzen Sie das Zeitintervall zwischen geäußertem Suizidgedanken und Ausführung der Tat?

Eine **generelle Aussage** ist hier **nicht möglich**. Die Zeitspannen zwischen geäußerten Absichten und Tatausführungen fallen vollkommen unterschiedlich aus.

Neben einem Kurzschlusssuizid mit überaus kurzer Zeitspanne (zwischen Gedanken und Ausführung liegen oft nur wenige Stunden) gibt es Formen von Suiziden, die eine wochen- bis monatelange Vorbereitungsphase beanspruchen können. Gerade Suizidversuche mit langer Vorbereitungsphase enden sehr häufig tödlich.

3.

Nennen Sie verschiedene Bevölkerungsschichten bzw. -gruppen, die besonders suizidgefährdet sein können!

Beispiele für besonders **suizidgefährdete Bevölkerungsschichten** bzw. **Bevölkerungsgruppen** wären:

- **Suchtkranke** - z. B. aus depressiven Verstimmungen heraus (bei Klarwerden über die eigene Abhängigkeit, Entzug etc.) oder aus Isolation
- **psychisch Kranke** - z. B. auf Grund einer Psychose (z. B. einer endogenen Psychosen) oder Depression
- **Personen**, die aus unterschiedlichsten Gründen schon einmal Suizidgedanken gehegt und ggf. auch geäußert haben
- **körperlich Erkrankte oder Infizierte** - z. B. HIV-positive Menschen in ihrer Angst vor dem Ausbruch von AIDS oder unheilbar Kranke (Tumorpatienten etc.)
- **alleinstehende Menschen** - z. B. durch Isolation oder Vereinsamung bzw. Resignation.

4.

In welchen Lebensabschnitten sind Menschen für suizidale Versuche besonders gefährdet?

Besonders **"gefährliche" Zeiten für Suizidversuche** stellen immer wieder biologische Umstellungsphasen dar, wie z. B. Pubertät, Klimakterium, Präsenium. In all diesen Lebensabschnitten erfolgt häufig eine Neuorientierung, die Entscheidungen erwartet oder voraussetzt.
Laut Selbstmordstatistik sind Jugendliche zwischen 15 und 25 Jahren sowie Erwachsene zwischen 45 und 55 Jahren am häufigsten betroffen.

5.

Was bezeichnet der Begriff Selbstmordrate (Suizidrate, Suizidziffer)?

Unter dem Terminus **"Selbstmordrate"** versteht man die Anzahl von Selbstmorden bezogen auf 100.000 Einwohner im Jahr.
Achtung: Hierzu werden nicht die Selbstmordversuche gezählt, deren Dunkelziffer die Selbstmordrate bei weitem übersteigt.

6.

Wie ist eine pharmakologische Behandlung eines akut suizidal gefährdeten Patienten zu beurteilen?

Der **alleinige Einsatz von Psychopharmaka** bei einem suizidal gefährdeten Menschen löst keinesfalls die Probleme, die zu einem Selbstmord führen können bzw. geführt haben. Diese Medikamente üben allerdings eine Art sedierenden ("angstlösenden") Einfluss aus, wodurch der Patient beruhigt und somit ein weiteren Suizidversuch verhindert wird.

7.

Sollte bei einem suizidge-fährdeten, depressiven Patienten das Thema Selbstmord angesprochen werden?

Bei einem gefährdeten, depressiven Patienten wirkt die Frage nach Selbstmordgedanken bzw. Selbstmordabsichten häufig entlastend und in gewisser Weise befreiend. Keinesfalls darf die Situation verharmlost werden, d. h. der Patient muss sich unter allen Umständen vom Therapeuten akzeptiert fühlen.

Achtung: Jede **Suizidankündigung ist ernst zu nehmen!**

8. *Beziehung*

Welche Korrelation zwischen Alter und Suizidversuchen kann man erkennen?

Mit zunehmendem Lebensalters verringert sich die Anzahl der **Suizidversuche** allgemein. Allerdings nimmt die Zahl der **Suizide mit tödlichem** Ausgang zu!

[handschriftliche Notizen oben:] Stadien Suizidaler Entwicklung
Palbinger: Erwägung, Ambivalenz, Entschluss

9.

Was verstehen Sie unter dem "präsuizidalen Syndrom" (nach E. Ringel)?

E. Ringel versuchte mit dem Begriff **"präsuizidales Syndrom"** eine Beschreibung bzw. Klärung von Zuständen, Aktionen, psychosozialen Veränderungen und emotionalen Energien, die zu einem Suizid(-versuch) führen könnten. Er legte dazu folgende Elemente fest:

- **Aggressionsstau** - d. h. Umkehrung und Verwenden von Aggressionen gegen die eigene Person
- **fortschreitende und zunehmende Einengung** (hinsichtlich verschiedener Situationen bzw. der eigenen Situation und eigener Gefühle wie Hoffnungslosigkeit, Verzweiflung etc.; hinsichtlich mit- und zwischenmenschlicher Beziehungen; in Bezug auf die bisher bestandene Wertewelt, d. h. bisher für gut befundene Werte verlieren ihre Bedeutung und werden nutzlos)
- **Phantasien bezüglich des eigenen Todes** (von der Vorstellung, tot zu sein über den Gedanken, Selbstmord zu begehen bis hin zu "konstruktiven" Ideen einer Suiziddurchführung).

[handschriftliche Notizen links:] 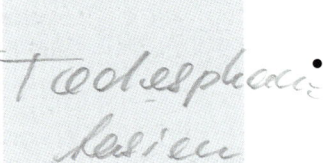 einengung des Lebensraumes

Todesphantasien

10.

Welche Methode wird bei Suiziden (im europäischen Raum) am häufigsten verwendet?

Die **Intoxikationen (Vergiftungen) mit Schlafmitteln** stehen hier mit ca. 90 % an erster Stelle.

11.

Erläutern Sie den erweiterten Suizid!

Darunter versteht man einen **Selbstmord, dem eine Tötung anderer Personen vorausging**, die kein Einverständnis dazu gaben.

Wichtig hierbei ist, dass der Gedanke einer Selbsttötung dem Gedanken der Tötung anderer Personen vorausging (auch aus rechtlicher Sicht bzw. Wertung).
Ein erweiterter Suizid kann u. U. bei Patienten mit sehr schweren depressiven Störungen auftreten.

12.

Was ist ein Parasuizid?

Unter einem **Parasuizid** versteht man einen **Selbstmordversuch**.

13.

Wann sollte die Behandlung nach einem Suizidversuch einsetzen?

Eine Behandlung sollte unbedingt so früh wie nur möglich begonnen werden, weil der Betroffene kurz nach seinem Selbsttötungsversuch häufig eine reale Offenheit für Gesprächsangebote - die eine Auseinandersetzung mit den Selbsttötungsursachen anstreben - bzw. für psychotherapeutische Belange und Therapien zeigen kann.

14.

Welche Probleme können sich nach einem Suizidversuch für Nachgespräche ergeben?

Häufig sind **Patienten nach einem solchen Vorfall** ihrer Umgebung gegenüber stark abweisend und verharmlosen ihr eigenes Tun bzw. Verhalten.
Nach einer weiteren kurzen Zeitphase sind diese Betroffenen allerdings relativ offen und gesprächsbereit, so dass ein (psychotherapeutischer) Vertrauenskontakt aufgebaut werden könnte.

15.

Wie sollte eine Pharmakotherapie bei einem akut suizidgefährdeten Patienten ihrer Meinung nach aussehen?

In der **akuten Situation** wäre eine **pharmakologische Sedierung zweckmäßig**. Einerseits wird der Affekt zur Handlung gebremst, andererseits entsteht dadurch eine Ruhe- und Zeitphase, in welcher der Betroffene u. U. sein Vorhaben noch einmal reflektieren könnte.
Gleichzeitig besteht die Möglichkeit, Anxiolytika (z. B. Tranquilizer) zur Dämpfung von Spannungs- und Angstgefühlen zu geben.

16.

Ein Patient verübt einen Suizidversuch. Wie lange könnte ihrer Meinung nach noch eine Suizidgefährdung bestehen?

Eine **generelle Aussage** kann **nicht getroffen** werden. Allerdings geht man erfahrungsgemäß davon aus, dass in den folgenden 10 bis 12 Monaten nach einem Selbstmordversuch eine besondere Suizidgefährdung besteht.

17.

Wie beurteilen Sie Suizidvoraussagen?

Ein **großer Teil aller Suizide wird vorher angekündigt**, z. B. durch diverse Andeutungen, Voraussagen oder sogar Drohungen.
Erfahrungsgemäß gehen ca. ein Viertel aller Menschen, bevor sie Selbstmord begehen, zu einem Arzt bzw. Therapeuten!
Achtung: Jede **Suizidankündigung ist ernst zu nehmen!**

18.

**Wie hoch schät-
zen Sie das Sui-
zidrisiko bei
einem Gefähr-
deten generell
ein?**

Das **Abschätzen** eines **Suizidrisikos** ist überaus schwierig.
Neben geplanten Aktionen zur Selbsttötung könnte es auch zu
sogenannten Kurzschlussreaktionen kommen, d. h. die
Tatmotivation kann ständigen, unkontrollierten Schwankungen
unterliegen.
Eine vollkommene Suizidverhinderung ist im Allgemeinen
unmöglich!

19.

**Welche Aufgabe
erfüllt der Fra-
genkatalog nach
W. Pöldinger?**

Der von **W. Pöldinger** entwickelte **Fragenkatalog** hat die
Aufgabe, eine mögliche Suizidgefährdung bei einem (betroffenen) Menschen zu eruieren.

20.

**Was sollten Sie
einem Patienten
nach einem
misslungenen
Suizidversuch
anbieten?**

Die **Kontaktaufnahme zu einem Betroffenen** hat überaus
frühzeitig zu erfolgen. Außerdem sollte das suizidale Verhalten
als eine Art "Alarmsignal" akzeptiert werden.
Der Therapeut muss eine Atmosphäre des Vertrauens und
Auffangens schaffen (Rücknahme bzw. Relativierung der
"übergeordneten" Therapeutenrolle).
Gleichzeitig sollte gemeinsam nach **alternativen Problem-
lösungen bzw. Problemlösungsstrategien** gesucht werden
(z. B. durch Ordnung bzw. Wiederherstellung wichtiger sozialer
Beziehungen).
Der Patient gilt weiterhin als suizidgefährdet. Alleine deshalb
muss auch eine Analyse der zu dieser Tat führenden Auslöser,
Umstände etc. erfolgen (Analyse der psychischen und sozialen
Situation des Patienten allgemein, um sich einen Eindruck von
einem evtl. Wiederholungsrisiko zu verschaffen).

10. Störungen im Sexualbereich

1.

Welche zwei großen Kategorien von Sexualstörungen kennen Sie?

Grundsätzlich kann man **organisch und psychisch bedingte Sexualstörungen** unterscheiden:

- **Sexuelle Dysfunktionen** nennt man Störungen, die vorwiegend organisch bedingt sind.
- Als **funktionelle Sexualstörungen** bezeichnet man Störungen, deren Ursachen im psychischen Bereich vermutet werden.
- (Als **sexuelle Deviation** (**Perversion**, d. h. sexuelle Abweichung) bezeichnet man eine abartige Triebhandlung mit z. T. abnormen Sexualpartnern).

2.

Was bezeichnet man bei Frauen und Männern als Alibidinie?

Darunter versteht man bei beiden Geschlechtern eine deutliche **Abnahme bzw. Verminderung** oder sogar den **Verlust** des gegenseitigen sexuellen Verlangens (Libido).

3.

Erläutern Sie bitte folgende Begriffe: Impotentia satisfactionis und Dyspareunie!

Unter **Impotentia satisfactionis** versteht man eine Ejakulation beim Mann, ohne dass dieser dabei eine sexuelle Befriedigung ("Orgamus") verspürt.

Mit dem Begriff **Dyspareunie** bezeichnet man - sowohl beim Mann als auch bei der Frau - das Verspüren von Schmerzen beim Geschlechtsverkehr (Kohabitationsschmerzen).

4.

Was ist Vaginismus und wie kann es zu seiner Auslösung kommen?

Beim **Vaginismus** handelt es sich um reflektorische Verkrampfungen des unteren Vaginabereiches und der Beckenbodenmuskulatur, wodurch eine Kohabitation unmöglich wird. Als Auslöser kommen u. U. Fremdreize - auch taktiler Natur - in Frage.

Ursachen des Vaginismus sind - neben weiterreichenden psychischen Abwehrmechanismen - eventuell auch Schmerzen beim Geschlechtsverkehr (Dyspareunie), die u. U. wiederum durch eine Abwehrhaltung hervorgerufen sein könnten.

Achtung: Bei der Therapie müssen organische Ursachen immer ausgeschlossen werden.

5.

Nennen Sie Beispiele für verschiedene Arten von sexuellen Funktionsstörungen bei Frau und Mann!

eine der Pille, psychische St.

Bei der **Frau**:
- Orgasmusstörungen
- Dyspareunie
- Libidoverlust bzw. Libidostörungen
- Vaginismus.

Beim **Mann**:
- Erektionsstörungen
- Ejakulationsstörungen (Ejaculatio praecox)
- Satisfaktionsstörungen
- Libidoverlust bzw. Libidostörungen.

Beta Blocker, Antidepressiva

6.

Erklären Sie bitte folgende Begriffe, die eine tragende Bedeutung bei Sexualstörungen haben können:
- Fetischismus
- Voyeurismus
- Sodomie.

Unter **Fetischismus** versteht man den Gebrauch bzw. Nutzen verschiedener, ganz bestimmter Gegenstände und Objekte, um gerade im sexuellen Bereich (Erregung, Befriedigung) eine (ggf. zusätzliche) Stimulation zu erfahren.

Unter **Voyeurismus** versteht man das Erreichen von sexueller Erregung bzw. Befriedigung durch das Betrachten von sexuellen Handlungen anderer Personen.

Unter **Sodomie** versteht man eine sexuelle Stimulation bzw. Befriedigung durch sexuelle Handlungen an Tieren.

7.

Erläutern Sie den Unterschied zwischen Transsexualität und Transvestismus!

Transvestismus bedeutet die Vorliebe bzw. das Bedürfnis des Betroffenen, Kleidung - und somit teilweise Aussehen - des anderen Geschlechtes anzulegen. Es handelt sich hierbei vorwiegend um heterosexuelle (weniger homosexuelle) Männer; die Frage nach weiblichen Transvestiten ist umstritten.
Als **Transsexualität** bezeichnet man die Problematik eines Menschen, der sich mit seiner eigenen anatomischen Geschlechtlichkeit nicht identifizieren kann. Die eigenen geschlechtsspezifischen Merkmale werden im allgemeinen abgelehnt. Es besteht der ständige Wunsch, lieber dem anderen Geschlecht anzugehören. Dies manifestiert sich u. U. auch im Tragen von Kleidern des anderen Geschlechtes sowie in der Nachahmung von Ausdruck und Verhalten (es überwiegt die "Mann-zu-Frau" Transsexualität). Kosmetische, hormonelle, operative Eingriffe dienen vorwiegend der Angleichung an das andere Geschlecht.
Der **entscheidende Unterschied** zwischen beiden Begriffen besteht darin, dass jemand, der dem Transvestismus

zugeneigt ist, sein Geschlecht nicht ändern möchte im Gegensatz zu einem Transsexuellen, der unter einer Störung seiner Geschlechtsidentität leidet.

Achtung: zwischen **Transvestismus** und **Transsexualität** gibt es fließende Übergänge!

8.

Nennen Sie primär charakterliche Bedingungen, die das Risiko der Entwicklung eines abweichenden sexuellen Verhaltens in sich tragen können!

Folgende **primär charakterliche Bedingungen** können zum Beispiel beteiligt sein:

- Haltlosigkeit
- Selbstunsicherheit
- Mangel an Selbstvertrauen
- Lebensangst
- Bindungsarmut
- Mangel an Emotionalität
- Gemütsarmut.

9.

Was versteht man unter "Cross-dressing"? Wo liegt hierbei der Unterschied zwischen Transsexualität und fetischistischem Transvestismus?

Unter **"Cross-dressing"** versteht man das Tragen von Kleidern des anderen Geschlechts.

Beim **fetischistischen Transvestismus** geht das Tragen einer solchen Kleidung häufig mit sexueller Erregung einher, bei der Transsexualität ist dies nicht der Fall.

Beim **Transvestiten** besteht - im Gegensatz zum Transsexuellen - auch nicht der generalisierte Wunsch nach einer Geschlechtsumwandlung.

10.

Nennen Sie psychogene Ursachen, die sexuelle Funktionsstörungen auslösen können!

Folgende **Ursachen psychogener Art** können sexuelle Funktionsstörungen zum Beispiel auslösen:

- Ängste (vor ansteckenden Krankheiten, HIV-Infektion, Gravidität etc.)
- Missbrauch (gerade auch sexueller) in der Kindheit bzw. Partnerschaft
- Vorbehalte gegenüber dem Partner
- Enttäuschungen im emotionalen Bereich (Eltern, Partner etc.).

11.

Welche Ursache könnte im psychiatrischen Sinne eine Homosexualität u. U. pathologisch erscheinen lassen?

Im diesem Sinne könnte man u. U. dann eine **Homosexualität als pathologisch bzw. therapiebedürftig** auffassen, wenn Betreffende wegen ihres sexuellen Handelns und der diesbezüglichen (z. B. **gesellschaftlichen) Folgen psychische** Probleme bekämen bzw. darunter zu leiden hätten.

12.

Was bedeutet Frotteurismus?

Unter **Frotteurismus** versteht man das Erreichen von sexueller Erregung (u. U. auch sexueller Befriedigung) durch genitale Berührungen (vorwiegend Männer bei Frauen) an bestimmten Orten (z. B. Orte mit großen Menschenansammlungen).

13.

Welche ersten diagnostischen Maßnahmen sollten Sie bei einer Impotenz einleiten?

Als einer der **ersten Schritte der Diagnosestellung** bei bestehender Impotenz muss eine Untersuchung wichtiger innerer Organe (z. B. Urogenitaltrakt, Leber, Nervensystem) erfolgen. Weiterhin ist abzuklären, ob der Betroffene diverse Medikamente, Drogen etc. zu sich nimmt.
Alle Möglichkeiten des Bestehens einer organischen Impotenz müssen abgeklärt werden.

14.

Erläutern Sie den Unterschied zwischen Anorgasmie und Frigidität!

Unter **Anorgasmie** versteht man eine fehlende Orgasmusfähigkeit beim Geschlechtsakt, wobei nicht gesagt sein muss, dass für die betreffende Person die Sexualität vollkommen unbefriedigend und abzulehnen wäre.
Unter **Frigidität** versteht man eine Art "Lustlosigkeit" bezüglich der Sexualität (Alibidinie) sowie eine nicht vorhandene sexuelle Erlebnisfähigkeit.

15.

Erklären Sie bitte folgende Begriffe in Bezug auf Sexualstörungen:
- Pädophilie
- Päderastie!

- Unter **Pädophilie** versteht man sexuelle Neigungen bzw. Beziehungen zu bzw. mit Kindern.
- Unter **Päderastie** versteht man eine sexuelle Beziehung zwischen erwachsenen Männern und Knaben.

16.

Welche unterschiedlichen Arten der Homosexualität kennen Sie?

Entwicklungshomosexualität: Darunter versteht man eine (Durchgangs-)Phase ungefähr am Ende der Pubertät, die gekennzeichnet ist durch bestimmte (temporäre) Neigungen zu gleichgeschlechtlichem (homo-)sexuellem Erleben.

Pseudohomosexualität: Hierbei vollziehen Heterosexuelle homosexuelle Handlungen, obwohl keine eigentliche homosexuelle Neigung besteht (z. B. aus pekuniären Gründen (männliche Prostitution) oder aus Mangel an heterosexuellen Kontakten).

Neigungshomosexualität: Eine psychisch und körperlich gesunde bzw. normale Person empfindet und zeigt anhaltende sexuelle Neigungen zu Gleichgeschlechtlichen.

Hemmungshomosexualität: Bei diesen Menschen besteht aus unterschiedlichsten Gründen eine Beklemmung bzw. Angst vor der Heterosexualität (Homosexualität stellt somit einen Ausgleich zur Heterosexualität dar). Gerade Personen, die an dieser Art der Homosexualität leiden, wünschen sich psychologischen bzw. therapeutischen Beistand sowie auch Hilfe.

17.

Nennen Sie Störungen der Ejakulation! Was versteht man unter Impotentia coeundi?

Unter einer Ejakulation versteht man einen Samenerguss.

- **Ejaculatio praecox** bedeutet einen vorzeitigen bzw. frühzeitigen Samenerguss.
- **Ejaculatio retardata** bedeutet eine Verzögerung der Ejakulation.
- Unter **Impotentia coeundi** versteht man eine sogenannte Erektionsschwäche (z. B. mangelnde Versteifung des männlichen Gliedes bei sexueller Erregung).

18.

Erklären Sie bitte folgende Begriffe in Bezug auf Sexualstörungen:
- Exhibitionismus
- Nekrophilie
- Zoophilie!

- **Exhibitionismus** bedeutet die Neigung, das eigene primäre Geschlechtsteil gegengeschlechtlichen Fremden zu präsentieren, allerdings ohne mit diesen einen näheren sexuellen Kontakt oder sexuelle Handlungen eingehen zu wollen.
- **Nekrophilie** bedeutet die Neigung, sexuelle Handlungen an Leichen verrichten zu wollen bzw. auch zu verrichten.
- **Zoophilie** bedeutet sexuelle Handlungen bzw. sexuelle Befriedigung zusammen mit Tieren.

19.

Nennen Sie Beispiele für außergewöhnliche sexuelle Gebaren, die u. U. strafrechtlich verfolgt werden!

Beispiele hierfür wären:

- Exhibitionismus
- Inzest
- vollzogene Pädophilie bzw. Päderastie
- Vergewaltigung.

20.

Was bewirken sogenannte Antiandrogene?

Antiandrogene sind Wirkstoffe, die eine medikamentöse Kastration hervorrufen können.
Es kommt zu einer Dämpfung bzw. Verminderung der Triebstärke und des Triebverlangens sowie zu einer Hemmung der Spermiogenese.
Eingesetzt werden solche Medikamente vorwiegend im Falle pathologischen (z. B. hypersexuellen) Verhaltens bzw. sexueller Deviation (Perversionen) beim Mann.

Gesprächstherapie (Rogers!)

heißt auch humanistische Therapie od. klientenzentrierte

Das Kontakt zw. Therapeut u. Klient für den Erfolg eine Ther. ausschlaggebend ist. Selbstheilungskräfte aktivieren, sich selbst erfahren u. erleben u. es bewusst zu verarbeiten.

Bedingungsfreie Anerkennung: Der Klient wird vom Therapeuten vorbehaltlos als ganze Person akzeptiert.

Empathie! Der Therapeut fühlt sich in den anderen ein.

Kongruenz: der Ther. verhält sich echt, unverfälscht

11. Untersuchungs- und Therapiemöglichkeiten

1.

Erklären Sie die Funktion eines Elektroenzephalogramms!

Funktion des **Elektroenzephalogramms (EEG)**:
Bei sämtlichen Tätigkeiten der Hirnrinde (auch in Ruhe) kommt es zu rhythmischen Schwankungen von elektrischen Strömen (ca. 10 bis 100 Mikrovolt). Diese können via Elektroden, die auf der Kopfhaut befestigt werden, abgeleitet werden.

2.

Was versteht man unter einem Reflex?

Insgesamt gesehen versteht man unter **Reflex** eine immer gleichbleibende Reaktion des Organismus auf einen bestimmten, auslösenden Reiz hin.
Die einfachste Art und Weise, eine Reaktion bzw. Funktion des Zentralnervensystems (ZNS) auszulösen bzw. zu erhalten, nennt man somit Reflex. Ein Reflex ist so gesehen die primitivste bzw. einfachste Möglichkeit und Form der Betätigung des ZNS.
Es handelt sich entweder um sekretorische oder motorische Antworten auf einen (sensiblen) Reiz.

3.

Welche zwei unterschiedlichen Arten von Reflexen kennen Sie?

Man kann einen **Eigenreflex** (propriozeptiven Reflex) von einem **Fremdreflex** (exterozeptiven Reflex) unterscheiden.

Beim **Eigenreflex** (Rezeptor und Effektor sind im selben Organ lokalisiert) arbeiten nur zwei Neurone über eine Synapse (monosynaptisch) miteinander. Diese Art des Reflexes ist nur zu einem sehr geringen Teil ermüdbar, die Reflexzeit ist relativ kurz und es erfolgt so gut wie keine Adaption. Die motorischen Reaktionen bei diesem Reflex sind z. T. unabhängig von der Stärke des auslösenden Reizes.

Beim **Fremdreflex** (Rezeptor und Effektor sind in verschiedenen Organen lokalisiert) arbeiten mehr als zwei Neurone über mehrere Synapsen (polysynaptisch) miteinander. Diese Art des Reflexes ist sehr stark ermüdbar, die Reflexzeit ist relativ lang, und es erfolgt u. U. eine ausgeprägte Adaption. Bei einer Steigerung der Reizvorgabe können auch zunehmend mehrere motorische Reizantworten erfolgen (Aktivierung weiterer Muskelgruppen).

4.

Welche Reflexe wären dem Bein zuzuordnen?

Dem Bein wären folgende Reflexe zuzuordnen:

- **Babinski-Reflex:** physiologisch Plantarflexion der Zehen bei Bestreichen des äußeren Fußsohlenrandes, pathologisch (bei Pyramidenbahnschaden) Dorsalflexion der großen Zehe (bis zum Ende des ersten Lebensjahres physiologisch)
- **Oppenheim-Reflex:** Babinski-Effekt durch festes Streichen über die Innenseite des Unterschenkels
- **Gordon-Reflex:** Babinski-Effekt durch festes Kneten der Wadenmuskulatur
- **Triceps-surae-Reflex** (Achillessehnenreflex): Plantarflexion des Fußes nach Schlag auf die Achillessehne bei abgewinkeltem Bein
- **Quadrizepsreflex** (Patellarsehnenreflex): Streckung im Kniegelenk bei Schlag auf die Sehne des M. quadriceps femoris unterhalb der Patella.

5.

Welche diagnostischen Methoden verwendet man zur Untersuchung des Liquor cerebrospinalis?

Die Entnahme des **Liquor cerebrospinalis** erfolgt durch eine sogenannte Lumbalpunktion. Folgende diagnostische Einsichten könnten sich gewinnen lassen:

- Überprüfung des Gehaltes an Eiweiß und Zucker
- Überprüfung der vorhanden Zellen in der Flüssigkeit
- Überprüfung des Liquordruckes
- Untersuchung auf Mikroorganismen.

6.

Welche Bedeutung können Balintgruppen haben?

Unter einer **Balintgruppe** versteht man einen Zusammenschluss von z. B. Therapeuten, die sich über einen längeren Zeitraum hinweg regelmäßig treffen und über therapeutische Probleme und eigene, persönliche Schwierigkeiten auch bezüglich Patienten und Umgang mit ihnen - gerade innerhalb verschiedener Problemsituationen - diskutieren und gemeinsam beratschlagen.

7.

Welches Ziel verfolgt man mit einem Psychodrama?

Bei einem **Psychodrama** sollen seelische Konflikte durch Rollenspiele gleichsam durchlebt werden, um sie sich einerseits noch einmal zu vergegenwärtigen und andererseits dadurch besser verarbeiten zu können. Dieses Verarbeiten bedeutet auch eine Art von "Abreagieren" bzw. dadurch Reinigung ("Katharsis") von Belastungen im psychischen Bereich.

8.

Welche Art von Therapieverfahren stellt die Hypnose dar?

Eine **Hypnose** stellt ein rein suggestives Verfahren dem Patienten gegenüber dar. Dieser wird dabei - passiv durch den Hypnotiseur - in eine Art "Trance" versetzt, wodurch er allerdings keinen weiteren Einblick in seine eigentlichen psychischen Verhaltensweisen bzw. Problematiken bekommt. Diverse direkte Anordnungen und Befehle in der Hypnosesitzung sollen den Patienten zu einer Verhaltensänderung (z. B. bei Suchtverhalten) führen, was u. U. funktionieren kann. Da aber durch diese Methode keine tiefgreifenden Verankerungen in der Psyche des Patienten als Persönlichkeit erreicht werden, kann der Erfolg auch nur temporär sein.

9.

Wann würden Sie eine systematische Desensibilisierung für angebracht halten?

nach Wolpe

Besonders bei **Ängsten** bzw. **Phobien** kann die systematische **Desensibilisierung** mit Erfolg eingesetzt werden. Dabei muss die mit Angst in Zusammenhang gebrachte Situation bzw. der angsterzeugende Faktor exakt eruiert und analysiert werden. Danach werden die mit Angst besetzten Momente und Situationen in kleine Unterabschnitte geteilt und in eine Hierarchie gesetzt (Anordnung der Abschnitte nach dem Angstpotential). Anschließend beginnt man mit dem für den Patienten geringsten Angstpotential und konfrontiert ihn (in einer für ihn akzeptablen Umgebung) solange damit, bis diese Situation angstfrei angegangen werden kann. Jetzt benutzt man die nächst höhere Stufe der vorher festgelegten Hierarchie und verfährt ebenso, bis das komplette Angstpotential "neutralisiert" ist und der Patient die ursprüngliche angstauslösende Situation bzw. Gegebenheit stressfrei bewältigen kann.

10.

Welche Aufgabe innerhalb der Verhaltenstherapie besitzt das operante Konditionieren?

Das **operante (bzw. instrumentelle) Konditionieren** benutzt einen positiven oder negativen Verstärker (z. B. Belohnung, Weglassen von früher erlebten Bestrafungen usw.), um angestrebte und gewünschte Verhaltensziele - die vorher eruiert und festgelegt wurden - beim Patienten erreichen oder auch ggf. vermeiden zu können.

Die Bearbeitung der Übertragung u. das Wiederstandes sind von grundlegende Bedeutung für die Aufdeckung unbewusste Konflikte, Einstellung, Wünsche etc.

113

11.

Welche Phasen einer "Behandlungskette" in der Suchttherapie eines Alkoholikers kann man unterscheiden?

Normalerweise teilt man eine Suchttherapie bei einem Alkoholiker folgendermaßen ein:

- **Kontaktphase** - Ein Betroffener nimmt Kontakt mit entsprechenden Beratungsstellen oder Therapeuten auf bzw. wird angesprochen.
- **Aufnahmephase** - Ein Betroffener gerät in therapeutische Kreise, und sein Alkoholproblem wird direkt angesprochen.
- **Phase der Motivation** - Dem Betroffenen wird sein Verhalten aufgezeigt mit eventuellen weiteren Folgen für ihn und seine Umgebung. Der Wille zum Entzug soll somit gesteigert werden.
- **Phase der Entgiftung** - Dem Betroffenen muss beim Auftreten von (z. T. akuten) psychischen und physischen Entzugserscheinungen Unterstützung zuteil werden (ggf. stationär).
- **Phase der Entwöhnung** - Fortsetzen der Behandlung durch psychotherapeutische Verfahren (Eruierung und Behebung von z. B. Suchtverhalten).
- **Rehabilitationsphase** - Der Betroffene muss bei sozialen Problemen (z. B. im persönlichen Umfeld, im Beruf) unterstützt werden. Anzustreben ist ein normales Leben, das ohne Suchtmittel bewältigt werden kann (evtl. Anschluss an eine Selbsthilfegruppe o. ä.).

12.

Geben Sie unterschiedliche Anamnesearten an!

- **Eigenanamnese** (z. B. Angaben zur Person, zu Beschwerden)
- **Familienanamnese** (z. B. Angabe zur Familiensituation)
- **Berufsanamnese** (z. B. Angaben zum erlernten bzw. ausgeübten Beruf und zur Berufssituation)
- **Fremdanamnese** (Angaben von anderen Personen (Therapeuten) über den Patienten)
- **Sexualanamnese** - gynäkologische Anamnese (z. B. Angaben über Schwangerschaften bzw. Entbindungen, Menstruationszyklus, Libido)
- **Sozialanamnese** (z. B. Angaben über das soziale Umfeld des Patienten)
- **psychologische Anamnese** (z. B. Angaben bezüglich bestehender Konflikte)
- **vegetative Anamnese** (z. B. Angaben über Lebensvorgänge wie Schlafen, Ernährung)
- **körperliche Anamnese** (z. B. Angaben über frühere

Krankheiten, Operationen).

13.

Erläutern Sie den Begriff "psychoanalytisches Erstinterview"!

Unter dem Begriff **"psychoanalytisches Erstinterview"** versteht man die erste (zeitlich limitierte) Gesprächssitzung ("Gesprächsauseinandersetzung") mit dem Patienten.
Als Therapeut möchte man recht frühzeitig eine Klärung bezüglich diagnostischer und auch prognostischer Fragestellungen herbeiführen.

14.

Im Rahmen des Erstinterviews hat die frühe Diagnosestellung einige wichtige Funktionen zu erfüllen. Geben Sie Beispiele!

Bei einer **(frühen) Diagnosestellung** - gerade im Rahmen eines Erstinterviews mit Klienten bzw. Patienten - sollten insgesamt gesehen drei wichtige Funktionen erfüllt werden:
- Eruierung von Krankheitszustand und Krankheitsbild des Patienten
- Festlegung einer diesbezüglichen therapeutischen Vorgehensweise
- Streben nach einer vertrauensvollen Therapeuten-Patienten-Beziehung ("Arbeitsbündnis").

15.

Welche Kennzeichen hat das "Setting" in der Psychoanalyse? Geben Sie Beispiele!

Gekennzeichnet ist das klassische **"Setting"** in der Psychoanalyse z. B. durch:
- eine relativ langfristige Behandlungsausrichtung
- mehrere Behandlungssitzungen in einem relativ kurzen Zeitraum (z. B. einige Behandlungsstunden innerhalb einer Woche)
- der Patient liegt, und der Therapeut sitzt hinter ihm.

16.

Erläutern Sie die "Grundregel" für den Patienten und die "Abstinenzregel" für den Therapeuten bezüglich psychoanalytischer Situationen!

Unter der **"Grundregel"** für den Patienten versteht man die vollkommene Offenheit des Betroffenen gegenüber dem Therapeuten (z. B. bezüglich Phantasien, Einfällen, Assoziationen, Emotionen, Träumen usw.).
Unter der **"Abstinenzregel"** für den Therapeuten versteht man die vollkommene Vermeidung von eigenen Meinungen, Ratschlägen, Beruhigungen etc. gegenüber dem Patienten.

115

17.

Was versteht man unter dem psychoanalytischen Begriff "Übertragung" in der Therapie?

Darunter versteht man ein **Wiederauflebenlassen bzw. Wiederholen** früherer Verhalten und/oder Erfahrungen, Wünsche, Bedürfnisse etc. bezüglich Beziehungen oder emotionaler Denkweisen bzw. Einstellungen gegenüber dem Therapeuten (in der aktuellen Behandlungs- bzw. Beziehungssituation). *Dadurch entsteht eine Widerstand diese Konflikte bewußt zu machen.*

18.

E. L. Thorndike formulierte das "zentrale Gesetz des operanten Konditionierens". Was besagt dieses?

Das von **E. L. Thorndike** formulierte "zentrale Gesetz des operanten Konditionierens" besagt, dass "eine Verhaltensreaktion durch seine Konsequenzen bestimmt wird".

belohnt od. bestraft

19.

Was versteht man allgemein unter sogenannten "Biofeedbackverfahren"?

Darunter versteht man Verfahren, die eine **Rückmeldung von biologischen Funktionen und deren Signalen** - welche ansonsten nicht einer willkürlichen Steuerung unterliegen - erlauben. *Mit Apparaten Körperfunktionen messen. ZB. Blutdruck, Herz, Körpertemperatur*

20.

Zählen Sie die vier wichtigsten psychoanalytischen Behandlungsverfahren auf!

Insgesamt unterscheidet man vier grundlegende und wesentliche **psychoanalytische Behandlungsverfahren:**

- klassische Psychoanalyse
- Gruppenanalyse
- Kurzzeittherapie
- psychoanalytische Psychotherapie.

21.

Von welchen Grundlagen gehen psychoanalytische Behandlungsverfahren aus?

Alle diese o. g. Verfahren gehen bei der Therapie davon aus, dass ein Konflikt, welcher dem Patienten nicht bewußt ist, Auslöser bzw. Ursache einer Problematik und somit einer Erkrankung sein kann.

Der Patient wird aufgefordert, sich zu wünschen, wovor er Angst hat, (Phobie, Enuank, Erwartungsangst)

22.

Was versteht man unter einer "paradoxen Intention"?

Dieser Begriff zählt insgesamt gesehen zu **den verhaltenstherapeutischen Techniken bzw. Methoden**. Es soll beim Patienten darauf hingewirkt werden, dass Ängste vor bzw. bei verschiedenen Handlungen verringert oder abgebaut werden.

23.

Welche drei Kernvariablen fordert C. R. Rogers für seine klientenzentrierte Gesprächstherapie?

Folgende **drei Grundforderungen** der nach **C. R. Rogers** begründeten klientenzentrierten Gesprächstherapie existieren:

3 • Selbstkongruenz und Echtheit des Therapeuten *Kongruenz*

2 • emotionale Wärme und positive Wertschätzung des Patienten (Empathie)

1 • Verbalisierung emotionaler Erlebnisinhalte des Patienten (Akzeptanz als Voraussetzung zur Verbalisierung).

1. Bedingungsfreie Anerkennung 2. Empathie 3. Kongruenz.

24.

Was versteht man unter der psychotherapeutischen Methode des "token economy"? Bei welchen Patienten kann diese zur Anwendung kommen?

Bei dieser Methode (**"token economy"** bedeutet frei übertragen das sogenannte Münzpfand-System) soll das Verhalten des Patienten durch Zuhilfenahme eines operanten Konditionierens geändert werden.
Dabei werden Münzen ("token") als Mittel bzw. Verstärker zum Konditionieren eingesetzt, die der Patient bei gewollten und erwünschten Verhaltensweisen bekommt ("verdient"). Mit diesen Münzen kann er dann später den eigentlichen Verstärker (z. B. eine Art Belohnung oder ein bestimmtes Verhaltensrecht) erwerben.
Diese Methode - also eine bestimmte Form der Verhaltenstherapie - wurde vor allem für Minderbegabte und chronisch psychotische Patienten entwickelt.

25.

Nennen Sie Beispiele für Einsatzgebiete des psycho-analytischen Standardverfahrens!

Haupteinsatzgebiete des **psychoanalytischen Standardverfahrens** wären z. B.:
• Persönlichkeitsstörungen
• Charakterneurosen
• sexuelle Hemmungen
• neurotische Störungen (Ängste, Phobien, hysterische Neurosen, neurotische Depressionen etc.).

26.

Nennen Sie Beispiele für Einsatzgebiete einer Verhaltenstherapie!

Im Prinzip kann eine **Verhaltenstherapie** sehr häufig bei unterschiedlichen psychischen Problemen eingesetzt werden. Folgende Beispiele für Einsatzgebiete könnte man anführen:

- Ängste, Phobien
- Neurosen
- Verhaltensstörungen
- Suchtverhalten.

27.

Auf welchem Prinzip baut die Verhaltens- therapie auf?

Bei einer **Verhaltenstherapie** werden psychische Probleme bzw. Störungen etc. als erlerntes Fehlverhalten aufgefasst.

28.

Welche wichti- gen verhaltens- therapeutischen Verfahren ken- nen Sie?

Folgende Verfahren könnte man hier aufführen:

- Reizüberflutungsverfahren
- operantes Konditionieren
- systematische Desensibilisierung
- Bio-Feedbackverfahren
- Training der Selbstsicherheit.

29.

Was versteht man unter "Aversions- therapie"?

Die **"Aversionstherapie"** ("Aversion", d. h. Abneigung, Widerwillen) zählt zu den verhaltenstherapeutischen Ansätzen, die u. a. eine ganze Anzahl verschiedener Therapietechniken und Therapieziele beinhaltet und miteinander verbindet.
Das Endziel dieser Therapieformen liegt in der Vermeidung eines unerwünschten Verhaltens.
Verwirklicht werden soll dieses Ziel, indem ein aversiver Reiz direkt an ein klinisch unerwünschtes Verhalten gehängt wird.
Der gedanklichen Ausgangsbasis dieser Therapie unterliegen Theorien des Konditionierens.
Man kann diesbezüglich zwei Formen unterscheiden:

- klassische Aversionstherapien - hier liegt das Modell des klassischen Konditionierens zugrunde
- Bestrafungsverfahren - hier liegt das Modell des operan- ten Konditionierens zugrunde.

30.

Wie reagieren Sie in einer Therapie auf psychotische Erregungszustände?

Psychotische Erregungszustände sind als psychiatrische Notfallsituationen zu betrachten!
Sinnvoll wäre ein medikamentöses Eingreifen (z. B. Sedierung mit Neuroleptika), um diese Krise zu mindern bzw. zu stoppen.

31.

Was soll bei einer Familientherapie nach Möglichkeit im Mittelpunkt stehen?

Bei dieser Therapieform geht es weniger um die Einzelperson als vielmehr um **Beziehungsbehinderungen bzw. Beziehungsstörungen**, Interaktionen und Interaktionsmuster sowie diesbezügliche Symptomatiken im Kreise der Familie.

32.

Was ist eine supportive Psychotherapie?

Bei der **supportiven Psychotherapie** handelt es sich um eine relativ lang angelegte Therapieform, in welcher der Therapeut den Patienten stützt bzw. betreut, ihm umfassende Hilfestellung angedeihen lässt und ihm so letztendlich beisteht, aus seinem Problemgeflecht herauszukommen.
Wichtig ist hierbei eine gut funktionierende Patienten-Therapeuten-Konstellation.
Die supportive Psychotherapie kann allerdings auch bei akuten Krisen wie z.B. Misserfolg, Trennung oder Verlust zur Anwendung kommen (**"Therapeut als Helfer"**).

33.

Welches Ziel verfolgt man in einer Therapie mit der "progressiven Relaxation"?

Unter dem Begriff der **"progressiven Relaxation"** versteht man eine Art Entspannungsverfahren, welches das Ziel hat, eine muskuläre Lockerung und Entspannung hervorzurufen. Erreicht werden kann dieses z. B. durch systematische Trainingszirkel, in denen kontinuierliche Spannungs- und Entspannungsübungen durchgeführt werden.

34.

Was versteht man unter psychologischen Testverfahren?

Darunter versteht man **standardisierte Mess- bzw. Prüfverfahren**, mit denen man Leistungen bzw. Merkmale eines Probanden mit denen anderer Probanden (unter möglichst gleichen Bedingungen) überprüfen und vergleichen kann.

35.

Welche Kriterien haben standardisierte psychologische Testverfahren mindestens zu erfüllen?

Standardisierte psychologische Testverfahren müssen folgende Kriterien erfüllen:

- Objektivität
- Validität ("nachvollziehbare Gültigkeit")
- Reliabilität ("Zuverlässigkeit")

36.

Nennen Sie Vorteile, die eine Kernspintomographie bei der Untersuchung von Nervengewebe aufweisen kann!

Die **Kernspintomographie** als Diagnosemethode hat sich besonders in der Onkologie bewährt. Sie bietet sich an, Tumoren - auch im Gehirn und im Rückenmarkbereich - zu eruieren und zu lokalisieren.

Durch die Kernspintomographie können vor allem verschiedene Gewebe- und Weichteilschatten besonders gut dargestellt und voneinander unterschieden werden.

37.

Beschreiben Sie kurz die Lichttherapie, die man bei depressiven Patienten einsetzen kann!

Die **Lichttherapie** wird vor allem bei depressiven Patienten eingesetzt. Das durch die Retina (Netzhaut) aufgenommene Licht soll einen positiven Einfluss auf die Gemütslage von Patienten ausüben und so Depressionen vermindern bzw. vermeiden helfen.

Die Lichttherapie wird normalerweise täglich durchgeführt, mit Bestrahlungssequenzen von ca. ein bis zwei Stunden Dauer. Das dazu verwendete Licht muss eine bestimmte elektromagnetische Frequenz aufweisen.

38.

Erläutern Sie kurz unterschiedliche Arten von psychiatrischen Gesprächen zur Diagnoseerhebung!

Bezüglich der Durchführung von psychiatrischen Gesprächen kann man z. B. - je nach Einsatzvorgabe - folgende Formen unterscheiden:

- **Anamnese** - Hierbei wird die Vorgeschichte eines Patienten (persönliche Daten, Beschwerden usw.) festgestellt. (Der Therapeut ist in aktiver Form tätig.)
- **Interview** - Diese Art des Gespräches wird vorwiegend in der eigentlichen Psychotherapie eingesetzt. Hierbei wird dem Patienten u. a. die Möglichkeit geboten, sich zu freien Themen zu äußern und sich selbst darzustellen. (Der Patient ist in aktiver Form tätig.)

- **Exploration** - Hierbei eruiert bzw. erforscht man die psychopathologischen Vorgänge durch Befragung und Untersuchung der Vita eines Patienten.
(Der Therapeut ist in aktiver Form tätig.)

Arzt befragt gezeigt

die Lebensgeschichte von Patienten.

39.

Welches Ziel verfolgt man bei einer klienten- zentrierten Ge- sprächspsycho- therapie?

Durch eine **klientenzentrierte Gesprächspsychotherapie** soll beim Klienten bzw. Patienten die Selbstwahrnehmung und die Vergegenwärtigung bzw. Artikulation von inneren Erlebnissen gefördert werden, gerade auch im emotionalen Bereich. Zentrales Thema dieser Therapieart wäre, dass der Therapeut dabei eine einfühlsame Atmosphäre schafft, in der sich der Betroffene absolut angenommen und akzeptiert fühlt.

Bedingungsfreie Anerkennung, Empathie
Kongruenz = echt, unverfälscht

40.

Erläutern Sie bitte kurz eine sogenannte "Schlaf- bzw. Wachtherapie"!

Man geht davon aus, dass gerade bei endogenen Depres- sionen der **Rhythmus von Schlafen und Wachsein** gestört sein könnte. Man versucht deshalb durch konsequenten, künstlichen Entzug von Schlafphasen (die auch tagsüber nicht nachgeholt werden dürfen) eine Reduzierung der Depressionen zu erreichen.
Ein Schlafentzug erfolgt während der Therapie ca. alle drei bis vier Tage, u. U. mit zahlreichen Wiederholungen.

VT: lerntheoretische Behandlungsmeth.
dass menschliche Verhalten erlernt wird
u. über neue Lernprozesse auch wieder
verändert werden kann.
Üben auch außerhalb der Behand-
lungssitzungen. die Methoden nach
klassische Konditionierung (Pawlow)
operante " (Skinner) Belohnung
Modelllernen
Systematische Desensibilisierung
(von ..... zu entspannung) Wolpe
Reizkonfrontation (flooding)
Training sozialer Kompetenz (Selbst-
sicherheitstraining)

12. Fallschilderungen

1.

**Um welche Er-
krankung könn-
te es sich in
diesem Fall
handeln?**

Auf der Straße wird eine Patientin gefunden, die sich in starken
Krämpfen windet. Sie ist nicht ansprechbar.
Bei näherem Hinsehen entdeckt man leicht rötlichen Speichel
aus ihrem Mund tropfen. Die Patientin gibt z. T. unartikulierte
Laute von sich. Ihre Augenlider sind nicht ganz geschlossen,
die Augäpfel erscheinen verdreht. Ein Geruch von Urin und Kot
ist zu bemerken.

2.

**Welches Krank-
heitsbild ist hier
denkbar?**

Ein Kind zeigt folgendes Symptomenbild:
- blasse Hautfarbe
- Schluckbeschwerden
- starke Benommenheit
- Krampfanfälle
- im Bett liegend mit stark überstrecktem Kopf
- Abdomen mit Druckdolenzen
- Temperatur von ca. 39,5 °C.
- Der Zustand des Kindes ist insgesamt betrachtet kritisch,
  eine Klinikeinweisung erscheint indiziert!
- Die Fremdanamnese durch die Mutter ergibt: Vor ca. neun
  Tagen bekam das Kind einen grippalen Infekt mit Fieber,
  Glieder-, Kopf- und Halsschmerzen. Es musste sich auch
  einige Male übergeben; mehr als dreimal am Tag stellte
  die Mutter einen z. T. übelriechenden Durchfall fest. Nach
  einer gewissen Zeit verschwanden die Beschwerden fast
  vollständig. Seit ca. 36 Stunden haben sich die Symptome
  wieder eingestellt und gravierend verschlimmert.

3.

**Welche Diag-
nose vermuten
Sie bei diesem
geschilderten
Fall?**

Eine 48 Jahre alte Prokuristin konsultiert Sie in Ihrer Praxis und
berichtet von folgenden Beschwerden und Symptomen, unter
denen sie zu leiden habe: Seit ca. einem halben Jahr sei sie
starken Angstgefühlen ausgesetzt. Begonnen hätten diese, als
ihre Firma eine größere Anzahl von Mitarbeitern habe entlassen
müssen. Als ihr dies zur Kenntnis gebracht worden sei, habe sie
kurz darauf noch einen kleinen Autounfall erlitten. Seit jener Zeit
lasse sie sich häufiger wegen unterschiedlicher Beschwerden
krankschreiben oder nehme Urlaub, denn sie merke, dass sie zu
Hause weniger unter den starken Angstgefühlen zu leiden habe.
Die Patientin gibt an, z. T. noch immer unter dem Verlust ihres

Vaters zu leiden, der vor ca. einem Jahr gestorben sei. Seit kurzer Zeit seien zusätzlich zu den Angstgefühlen noch Beschwerden im Unterleib und Schmerzen vor allem in der Herzgegend aufgetreten. Verschiedene Ärzte hätten allerdings keinen organischen Befund feststellen können. Die Angstgefühle würden jedoch immer stärker, Depressionen stellten sich ein und manchmal auch Gedanken an Selbstmord.

4.

Welches Krankheitsbild ist hier beschrieben?

Sie werden zu einem 18 jährigen Patienten gerufen. Dieser zeigt folgende Symptomatik:

- Übelkeit und Erbrechen nach einem Sturz auf einer Eisfläche (sichtbare Hämatome)
- starkes Kopfweh mit "pulsierendem" Gefühl unter dem Schädel
- Ausfall von Teilen des Erinnerungsvermögens
- abgehackte, sehr monotone Sprache
- Blutdruck: 150/100, Pulsfrequenz: 82.

5.

Um welche Art von Vorfall handelt es sich?

Zwei seit langer Zeit befreundete Bauarbeiter schaffen seit dem Morgen auf einer Baustelle. Sie haben bis zum Mittag einige Tätigkeiten fertigzustellen. Nach vollbrachter Arbeit genehmigen sie sich einen Cognac.

Nach kurzer Zeit beginnt einer der beiden, seinen Freund anzuschreien, zu schlagen und zu treten, um daraufhin die Baustelle zu verlassen. Er begibt sich in einen Bauwagen und schläft ein.

Nach einer relativ kurzen Schlafsequenz erwacht er wieder, kann sich jedoch nicht mehr an den Vorfall mit seinem Freund erinnern.

6.

Auf welche Diagnose schließen Sie in diesem Fall?

Sie werden aus der Praxis heraus zu einem 68jährigen Patienten gerufen, der folgende Symptome zeigt:

- Die Angehörigen berichten, dass er plötzlich das Bewußtsein verloren habe, danach langsam aus diesem Zustand erwacht sei. Der Patient ist nur sehr schlecht ansprechbar. Er bemüht sich zwar zu sprechen, kann aber nur relativ unkontrollierte Laute von sich geben.
- Er kann nicht mehr geradeaus schauen; sein Gesicht ist nach diesem Bewußtseinsverlust zu einer Art "Grimasse" entstellt, die sich überwiegend nach rechts verzieht.
- Reflexe fehlen z. T., vor allem auf der rechten Körperhälfte.

123

- Der Patient zeigt Cheyne-Stokes-Atmung und hat einen Blutdruck von 185/115.
- Insgesamt gesehen macht der Patient einen sehr ängstlichen Eindruck.

7.

Was würden Sie bei diesem Kind bezüglich einer genaueren Diagnoseabklärung veranlassen?

Die Eltern eines fünf Jahre alten Jungen kommen zu Ihnen in die Sprechstunde. Sie berichten, dass ihr Sohn folgende Symptome bzw. Auffälligkeiten zeige:

- Beim Herumrennen stürze er relativ häufig.
- Er habe Schwierigkeiten beim Sprechen bzw. Artikulieren von Worten und Sätzen.
- Er vermeide den Umgang mit anderen Kindern und spiele lieber alleine.
- Trotz mehrmaligen genauen Zeigens, wie man Schnürsenkel richtig binde bzw. mit Messer und Gabel esse, beherrsche er dies immer noch nicht richtig.
- Er sehe nach ein paar Stunden Spielen immer sehr schlampig aus.
- Vieles, was Gleichaltrige schon könnten, beherrsche ihr Sohn immer noch nicht (Formen des Zeichnens und Malens, Bastelns, Modellierens usw.).

8.

Welche Diagnose vermuten Sie bei diesem hier geschilderten Fall?

Ein 38 Jahre alter Buchhalter kommt zu Ihnen in die Praxis. Er erklärt Ihnen, dass er in der letzten Zeit große Probleme mit der Pünktlichkeit habe. Vor allem morgens komme er regelmäßig zu spät in seinen Betrieb. Darauf sei er schon von seinem Chef und seinen Arbeitskollegen angesprochen worden.

Als Ursache beschreibt er Ihnen folgendes Phänomen: Jedesmal, wenn er morgens seine Wohnung verlassen wolle, überfalle ihn panikartige Angst, z. B. nicht richtig abgeschlossen oder vergessen zu haben, ein elektrisches Gerät auszuschalten etc.. Er gehe dann immer wieder - bis zu zwanzigmal - zurück, um alles erneut zu kontrollieren. Wenn er sich dann endlich auf dem Weg zur Arbeit befinde, plage ihn ständig die Angst, es könne etwas passieren. Er müsse sich dann in Gedanken immer wieder Kindergedichte aufsagen, um sich abzulenken.

Über sein Elternhaus erzählt er Ihnen, dass er sehr religiös erzogen worden sei und das Thema "Sauberkeit und Pünktlichkeit" immer schon eine große Rolle gespielt habe.

13. Sonstiges

1.

Was versteht man unter dem Begriff Gesundheit?

Laut **WHO** kann **Gesundheit** folgendermaßen definiert werden:
"Gesundheit ist der Zustand des vollkommenen körperlichen, seelischen und sozialen Wohlbefindens und nicht nur das Freisein von Krankheiten und Gebrechen".

2.

Zählen Sie mögliche traumatische Schäden des Kopf- Gehirn-Bereiches auf!

Folgende **Traumata** könnte man hier z. B. nennen:
- intrakranielle Blutungen mit Hämatombildung (z. B. epidurales Hämatom, subdurales Hämatom, intrazerebrales Hämatom)
- Gehirnerschütterung (Commotio cerebri)
- Prellung und ggf. Quetschung des Gehirns (Contusio cerebri).

3.

Welche typischen Symptome für eine Commotio cerebri kennen Sie?

Typische Symptome für eine **Commotio cerebri** wären z. B.:
- Bewußtseinsstörungen (je nach Schwere der Verletzung ggf. mit Verwirrtheit oder sogar Bewußtlosigkeit)
- Kreislaufstörungen
- Kopfschmerzen/Schwindel
- Übelkeit (evtl. mit Erbrechen)
- verstärkte Neigung zum Schwitzen
- Auftreten von Erinnerungsdefiziten ("Amnesie").

4.

Was haben Sie bei Vorliegen einer Contusio cerebri zu eruieren? Geben Sie Beispiele an!

Folgende Fakten sollten beim Vorliegen einer **Contusio cerebri** abgeklärt werden:
- Was war die Ursache des Traumas?
- Lag ein Eigen- oder Fremdverschulden vor?
- Waren Drogen oder Alkohol mit im Spiel?
- Läge ein Suizidversuch nahe?
- Sind u. U. noch andere Traumata (z. B. innere Verletzungen, Verletzungen der Wirbelsäule) vorhanden?

5.

Zählen Sie Viruserkrankungen auf, die als Komplikation eine Enzephalitis aufweisen können!

Unter **Enzephalitis** versteht man eine Entzündung von Nervensubstanz des Gehirns (häufiger hervorgerufen durch Viren als durch Bakterien). Folgende Infektionskrankheiten können als Komplikation u. U. eine Enzephalitis aufweisen:

- Röteln (Rubeola)
- Masern (Morbilli)
- Windpocken (Varizellen)
- Mumps (Parotitis epidemica, Ziegenpeter)
- Grippe (Influenza)
- Herpes-Erkrankungen (ebenso Infektionen mit Echo- bzw. Coxsackieviren).

6.

Nennen Sie Beispiele für Entstehungsmöglichkeiten eines Gehirnabszesses!

Ein **Gehirnabszess** kann u. U. entstehen durch:

- offene Gehirntraumata
- Otitis media mit anschließender Mastoiditis (Fortleitung der Entzündung in den sogenannten "Warzenfortsatz" hinter dem Ohr und daraufhin ins Gehirngewebe)
- Sinusitis mit anschließender Fortleitung der Entzündung in Schädelknochen bzw. Gehirnbereiche.

7.

Was versteht man bei einem Kopftrauma unter einem "freien Intervall"?

Hierunter versteht man die Zeit zwischen dem eigentlichen Kopftrauma (z. B. auch möglich ohne primäres Verlieren des Bewußtseins) und dem späteren Beginn einer Bewußtlosigkeit. Diese Zeitspanne bezeichnet man als **"freies Intervall"**, das z. B. bei einem subduralen Hämatom vorkommen kann.

8.

Zählen Sie die Entzündungszeichen auf!

Allgemeine Entzündungszeichen sind:

- Schmerz - Dolor
- Rötung - Rubor
- Wärme - Calor
- Schwellung - Tumor
- Funktionseinschränkung - Functio laesa.

9.

Erklären Sie bitte eine Vitalfunktionsprüfung und einen Wiederbelebungsversuch!

Eine **Vitalfunktionsprüfung** und darauffolgende Wiederbelebungsversuche können folgendermaßen ablaufen: (A-B-C-Regel)

*   Achtung: Gegebenenfalls muss der betreffende Patient zuerst aus einer Gefahrenzone geholt werden.
*   Dann erfolgt die Prüfung des Bewußtseins, der Atmung und des Kreislaufs (Puls und Blutdruck), ggf. der Pupillenreflexe.
*   Ist der Patient **bei Bewußtsein**, wird er nach Verletzungen untersucht, und eventuell vorhandene Blutungen werden gestillt (Wundverband, evtl. Druckverband, evtl. Ruhigstellung eines verletzten Gliedes).
*   Der Patient sollte unbedingt gegen Unterkühlung oder gegen starke Sonneneinstrahlung geschützt werden.
*   Ist der Patient nicht bei Bewußtsein, sind aber die **Vitalfunktionen vorhanden**, wird er in eine stabile Seitenlage gebracht, um eine Aspiration von Erbrochenem etc. nach Möglichkeit zu verhindern.
*   Sind beim nicht ansprechbaren Patienten **keine Vitalfunktionen** vorhanden, wird mit der Herz-Lungen-Wiederbelebung begonnen:
*   Der Patient wird auf eine feste Unterlage gebracht, der Hals überstreckt, die Zunge nach vorne gelegt, der Mund ausgeräumt (Erbrochenes, Gebiss etc.).
*   Man beginnt mit der Atemspende (Mund zu Mund bzw. Mund zu Nase).
*   Der Brustkorb wird soweit freigemacht, sodass man den Druckpunkt aufsuchen kann: Der Druckpunkt wird aufgesucht, indem man den Schwertfortsatz mit einem Finger tastet, zwei Finger der anderen Hand kranial daneben legt und den Handballen wiederum kranial davon aufsetzt. Nun setzt man den Handballen der anderen Hand auf die auf dem Sternum liegende Hand, biegt die Finger nach oben ab, streckt die Arme und übt senkrecht zum Brustkorb einen etwa 4-5 cm tief reichenden Druck aus.
*   Frequenz: Ca. 60 - 80 Druckmassagen in der Minute (ungefähr normale Herzfrequenz).
*   Herzdruckmassage und Atemspende werden im Wechsel ausgeübt, bei der Einhelfermethode wären dies z. B. 15 Druckmassagen und 2 Atemspenden im Wechsel, möglichst ohne Pause.
*   Nach ca. 3 - 4 Zyklen kontrolliert man den Puls rechts und links am Hals; wenn der Puls fehlt, wird die Herz-Lungen-Wiederbelebung sofort fortgesetzt!

Achtung: Jeder Zyklus beginnt mit der Atemspende und endet mit der Herzdruckmassage.

10.

Welche Schock-arten kennen Sie?

Beispiele für verschiedene **Schockarten**:
- neurogener Schock
- kardiogener Schock
- psychogener Schock
- metabolisch-toxischer Schock
- endokriner Schock
- hypovolämischer Schock
- anaphylaktischer Schock
- septisch-toxischer Schock.

11.

In welchen drei möglichen Stadien kann ein Schock ver- laufen?

Der Schock verläuft normalerweise in **drei Stadien:**

1. Stadium:
Zentralisation des Kreislaufs, dadurch erfolgt eine Sicherung der Durchblutung sowie der vitalen Zentren (Hirn, Herz, Leber, Nieren).
Symptome: fadenförmiger Puls, sinkender Blutdruck, steigende Frequenz, Blässe, kühle und feuchte Haut, kalte Extremitäten.

2. Stadium:
Dezentralisation des Kreislaufs durch Dekompensation, so kommt es zu einer Weitstellung der Blutgefäße in der Peripherie.
Auswirkungen: Sauerstoffmangel in Herz, Leber, Nieren und vor allem im Gehirn.
Symptome: steigende Herzfrequenz, Bewusstseinstrübung, extrem niedriger Blutdruck, später Bradykardie.

3. Stadium:
Sauerstoffmangel mit Organschäden an Hirn, Herz, Leber, Nieren; es kann zu einem irreversiblen Schockstadium mit tödlichem Ausgang kommen!
Symptome: nicht mehr messbarer Blutdruck, kaum noch tastbarer Puls, Zyanose, oberflächliche und maximal be- schleunigte Atmung, Bewußtseinsverlust.

Ein Puls über 100 und Blutdruck unter 100 (systolisch) deutet auf einen Schock hin (Schockindex)!

12.

Wie reagieren Sie bei einem Schock eines Patienten? Was wäre zu beachten?

Folgende Vorgehensweise wäre bei einem Schock zu empfehlen:
- in jedem Fall Vitalfunktionen prüfen
- bewußtlosen Patienten in stabile Seitenlage bringen (bei intakten Vitalfunktionen)
- Notarzt und Notarztwagen anfordern
- Atmung, Puls und Blutdruck ständig kontrollieren
- Patienten ggf. gegen Unterkühlung schützen.

Wenn die Atmung aussetzt, muss natürlich sofort Herz-Lungen-Wiederbelebung durchgeführt werden.
Wenn der Patient bei Bewußtsein ist, sollte ihm nichts eingeflößt werden (nichts zu essen und zu trinken geben, nicht rauchen lassen etc.). Der Patienten darf im Schock auf keinen Fall alleine gelassen werden!

13.

Nennen Sie Ursachen des neurogenen bzw. psychogenen Schocks!

Ursachen des **neurogenen Schocks:**
- Anästhesie
- Hirnstammtrauma
- Rückenmarktrauma
- Intoxikation.

Ursachen des **psychogenen Schocks:**
- extreme psychische Zustände
- außergewöhnlicher Schreck
- übermäßige Freude.

14.

Welche Sofortmaßnahmen leiten Sie bei einem apoplektischen Insult ein?

Folgende Sofortmaßnahmen wären bei einem **apoplektischen Insult** sinnvoll:
- den Patienten u. U. aus einem Gefahrenbereich entfernen
- Vitalfunktionen prüfen.
- Bei vorhandenen Vitalfunktionen:
  - den Patienten hoch lagern
  - Sauerstoff geben
  - wegen Gefahr eines Hirnödems die Flüssigkeitszufuhr beschränken
  - wegen Aspirationsgefahr ggf. naso-gastrale Sonde legen.

Beim **apoplektischen Koma** ist darauf zu achten, dass die Zunge nicht zurückfällt (Erstickungsgefahr). Um eine Aspiration

von Speichel zu vermeiden, empfiehlt sich die stabile Seitenlage oder eine Bauchlagerung.
Auf längere Sicht hin ist der Patient alle zwei Stunden zu wenden bzw. zu bewegen, um Druckstellen (Dekubitus) zu vermeiden.

15.

Erläutern Sie die Oligophrenie!

Unter **Oligophrenie** versteht man allgemein gesehen den sogenannten "Schwachsinn". Ursache kann ein frühzeitig erworbener oder angeborener Intelligenzdefekt sein.
Vier Schweregrade sind zu unterscheiden (gemessen nach dem Intelligenz-Quotienten -IQ):

- **Idiotie** (IQ kleiner 40)
- **Imbezillität** (IQ zwischen 40 und 59)
- **Debilität** (IQ zwischen 60 und 79)
- **Minderbegabung** (IQ zwischen 80 und 90).

16.

Wann benützt man den Begriff "Idiotie" im Hinblick auf die Bildungsfähigkeit eines Menschen?

Bei **völliger Bildungsunfähigkeit** eines Menschen, d. h. einem IQ unter 40, spricht man von **"Idiotie"**.

17.

Erläutern Sie den Begriff stereotaktische Hirnoperation! Wann wird eine solche u. U. eingesetzt?

Einsatzgebiete für eine **stereotaktische Hirnoperation** findet man in der Psychochirurgie, z. B. beim Morbus Parkinson.
Bei dieser Operationsmethode wird die Schädeldecke durchbohrt, und unter Zuhilfenahme eines speziellen Zielgerätes wird (unter Röntgenkontrolle) eine kleine Elektrode in bestimmte Nervengewebe des Gehirns eingeführt. Man möchte damit gezielt bestimmte Nervenzellareale oder bestimmte Nervenbahnen beeinflussen bzw. ausschalten.

18.

Was versteht man unter Imbezillität?

Unter **Imbezillität** versteht man einen mittleren Schweregrad der Oligophrenie (IQ zwischen 40 und 59).
Imbezille sind Personen, die sich in speziellen Schulen allerhöchstens einfache praktische Kenntnisse aneignen können. Sie sind deshalb nicht in der Lage, sich im persönlichen Leben bzw. Beruf selbständig zu behaupten.

19.

Wie schätzen Sie die Bildungsfähigkeit eines Debilen ein?

Durch den **Besuch spezieller Fördereinrichtungen** kann ein Debiler eine begrenzte Form von Bildung erreichen. Meist werden neben einer eingeschränkten Allgemeinbildung einfache, praktische Tätigkeiten erworben. Das Erlernen und Ausüben eines Berufes ist nicht oft von Erfolg gekrönt, meist wird ein Hilfsarbeiterberuf ausgeübt.

20.

Welche Bedeutung hat eine plötzlich auftretende Zyanose bei einem Koma?

Achtung: Erstickungsgefahr (z. B. durch Zurückfallen der Zunge, Aspiration von Flüssigkeiten, Speichel).
Auf die richtige Lagerung des Patienten achten (ggf. Sauerstoff geben)!

21.

Welche Bedeutung haben Tages- bzw. Nachtkliniken für psychisch bzw. psychosomatisch erkrankte Menschen?

Tagesklinik:
Erkrankte Personen halten sich wegen ihrer Behandlung oder Rehabilitation tagsüber in einer Klinik auf und verbringen den Abend bzw. teilweise auch das Wochenende bei ihren Familien und Angehörigen.
Dadurch möchte man soziale Bindungen aufrechterhalten bzw. einer möglichen Wiedereingliederung Vorschub leisten.
Häufig handelt es sich um psychisch bzw. psychosomatisch erkrankte Patienten, die eine vollstationäre Pflege nicht oder nicht mehr bedürfen.

Nachtklinik:
Erkrankte Personen halten sich über Nacht in einer Klinik auf und können tagsüber ihre Zeit außerhalb der Klinik verbringen, z. B. für berufliche Tätigkeiten (meist unter beschützenden Bedingungen).

22.

Welche Erkrankung kann einer progressiven Paralyse vorausgehen?

Die **progressive Paralyse** tritt u. U. bei einer chronisch entzündlichen Veränderung im Nervengewebe des Gehirns auf. Initiiert werden kann diese durch eine Infektion mit dem Erreger der Lues (Geschlechtskrankheit), dem "Treponema pallidum", das im Spätstadium zu einer sogenannten Lues cerebrospinalis führt. Gleichzeitig kann das neurologische Krankheitsbild einer **Tabes dorsalis** vorliegen.

23.

Erläutern Sie bitte den Hamburger-Wechsler-Intelligenztest (Hawie)!

Einer der am häufigsten benutzten Intelligenztests ist der sogenannte **Hamburger-Wechsler-Intelligenztest (Hawie)**. Er kann u. U. auch mit anderen Tests kombiniert werden. Ein Ziel dieses Testverfahrens wäre es, sich einen Überblick zu verschaffen über die theoretische und praktische Intelligenz eines Probanden (den Intelligenzquotienten bezeichnet man auch als IQ). Die Durchschnittsnorm wird auf 100 festgelegt. Werte unter 80 zeigen Minderbegabung, Werte über 120 bedeuten eine überdurchschnittliche Intelligenz.

24.

Welche Komplikationen könnte eine Borreliose u. U. hervorrufen?

Die **Borreliose (Lyme-Krankheit)** kann u. U. durch Zeckenbisse übertragen werden. Der Erreger ist **Borrelia burgdorferi**, die Inkubationszeit beträgt ca. 3 bis 30 Tage. **Frühsymptome** wären z. B. unspezifische Allgemeinsymptome, Erythema chronicum migrans ("wandernde Röte": nichtjuckende Effloreszenzen), evtl. Lymphknotenschwellungen und Splenomegalie.
Spätsymptome bzw. Komplikationen können sein:
- Myokarditis
- Mono- und Oligoarthritis
- Polyneuropathie (Bannwarth-Syndrom).

25.

Nennen Sie bitte Beispiele für Ursachen und erläutern Sie kurz die Hauptproblematik einer Querschnittslähmung!

Durch eine Schädigung des Rückenmarks (teilweise oder auf den gesamten Querschnitt bezogen) kann es unterhalb der betroffenen Stelle zu typischen Ausfällen bzw. Lähmungen kommen (Querschnittssyndrom).
Ursachen können sein:
- Traumata
- Tumoren (Druck auf das entsprechende Gewebe oder Infiltration)
- Myelitis
- Verschluss eines entsprechenden Gefäßes.

26.

Was bezeichnet man in der juristischen Fachsprache als "Schwachsinn"?

Als Schwachsinnigen bzw. Oligophrenen bezeichnet man jemanden, der kaum im Stande ist, seine eigenen Angelegenheiten in die Hand zu nehmen. Er bedarf z. B. der Hilfe, Kontrolle und Überwachung in Gelddingen bzw. anderen organisatorischen Sachverhalten - vor allem zu seinem eigenen Schutz und Wohl.

27.

Beschreiben Sie die Bedeutung eines projektiven Tests!

Unter dem Begriff **Projektion** versteht man eine Art Transportation bzw. Herausverlagerung von empfundenen eigenen psychischen Sachverhalten und Vorgängen in die Außenwelt. Dadurch sollen dem Klienten unbewußte, unreflektierte Verhaltensweisen, Deutungen, Reaktionen etc. bewußt- und klargemacht sowie ggf. veranschaulicht werden. (Beispiel: Rorschach-Test)

28.

Nennen Sie einige Ihnen bekannte Persönlichkeitstests!

Einige Beispiele für **Persönlichkeitstests** sind:
*   MMPI - Minnesota Multiphasic Personality Inventory
*   GT - Gießen-Test
*   FPI - Freiburger Persönlichkeits-Inventar
*   Rorschachtest, TAT - thematischer Apperzeptionstest.

29.

Was verstehen Sie unter einer "Affektinkontinenz"?

Unter **"Affektinkontinenz"** versteht man das Unvermögen eines Klienten, seine Stimmungslage kontinuierlich aufrechtzuhalten. Schon unbedeutende Ereignisse genügen oft, dass bei dem Betroffenen Stimmungen schwanken bzw. kippen.
Beobachten kann man einen solchen Zustand häufig nach Gehirnschlägen (Apoplexie), Gefäßsklerose bei Gehirnarterien oder z. T. bei Hirntraumata.

30.

Grenzen Sie Tetanie und Tetanus differentialdiagnostisch voneinander ab!

Der Begriff **Tetanie** beschreibt eine neuromuskuläre Übererregbarkeit, die u. U. hervorgerufen werden kann durch eine Hyperventilation (Hyperventilationstetanie), nämlich zu schnelles und verstärktes Abatmen von CO_2.

Eine weitere Möglichkeit der Tetanieentstehung stellt ein Absinken des Blutcalciumspiegels bei Unterfunktion der Parathyreoidea (Nebenschilddrüsen) dar (Hypoparathyreoidismus).

Unter **Tetanus** - auch Wundstarrkrampf genannt - versteht man einen Infekt mit dem Erreger Clostridium tetani, der sich sehr häufig in und um Wunden herum aufhält und sich vermehren kann.
Dieses Clostridium ist in der Lage, ein Toxin (Tetanustoxin) zu bilden, das via Blutweg möglicherweise an die Übertragungsstellen der motorischen Nerven auf die Muskeln gelangt und

dort eine Erregungssteigerung bewirkt. Schon bei geringen Muskelerregungen treten u. U. Krämpfe auf, die überaus schmerzhaft sein können.

31.

Was haben I. Pawlow und H. J. Eysenk für die Therapie psychisch Kranker geleistet?

J. Eysenk war der Begründer der Verhaltenstherapie. Die lerntheoretischen Grundlagen hatte vorher **I. Pawlow** beschrieben. Grundlage für diese Art der Psychotherapie stellt die Annahme dar, dass psychische Störungen u. U. auf "erlerntem Verhalten" beruhen (klassisches Konditionieren z. B. durch das Erleben von Traumata (physisch oder psychisch) oder operantes Konditionieren z. B. durch positive Verstärkungen bei bestimmten Verhaltensweisen).

32.

Womit befasst sich die forensische Psychiatrie?

Schwerpunkt der **forensischen Psychiatrie** bilden gerichtliche bzw. rechtliche Aspekte und Hintergründe von psychiatrischen Erkrankungen (z. B. Frage nach verminderter Schuldfähigkeit bzw. Schuldunfähigkeit, Möglichkeit einer Einweisung in psychiatrische Einrichtungen etc.).

33.

Welche Aufgaben hat die Präventivmedizin?

Folgende **Aufgaben der Präventivmedizin** wären z. B. zu nennen:

- Verhütung von Krankheiten (Primärprävention)
- Krankheitsfrüherkennung
- Vermeidung von Krankheitsverschlechterungen
- Vermeidung von möglichen Folgeschäden.

34.

Was versteht man unter einer Sekundärprävention?

Darunter versteht man eine **mögliche Früherkennung** schon bereits eingetretener pathologischer Veränderungen im Körper eines Menschen, um durch frühzeitiges Einsetzen von Therapien eine Verschlimmerung verhindern zu können.

35.

Was versteht man unter einer Tertiärprävention?

Darunter versteht man Möglichkeiten und Maßnahmen, die **schon bestehende** Krankheitserscheinungen bzw. Krankheitsfolgen verringern und ggf. verbessern sollen.

36.

Welche Therapieart entwickelte der Amerikaner Eric Berne (1910 bis 1970)?

E. Berne war der **Begründer der Transaktionsanalyse**. Wesentliches zu dieser Therapieart beigetragen haben auch R. und M. Goulding, C. Steiner etc..
Basis der Transaktionsanalyse (TA) ist ein bestimmtes Persönlichkeitsmodell mit drei "Ich-Zuständen" (Eltern-Ich, Erwachsenen-Ich und Kind-Ich). Austauschvorgänge zwischen diesen unterschiedlichen Ich-Strukturen werden Transaktionen genannt; sie laufen nach bestimmten Kommunikationsregeln ab.

37.

Was versteht man unter Zwangsgedanken bei Patienten?

Unter **Zwangsgedanken** versteht man sich immer wieder aufdrängende Vorstellungen und "geistige Bilder". Diese - vom Patienten selbst zwar z. T. als irreal erlebt und bewertet - können von ihm allerdings aus eigenem Willen nur überaus schwer verhindert oder kontrolliert werden.

38.

Erläutern Sie kurz das sogenannte Cotard-Syndrom!

Beim **Cotard-Syndrom** verneint ein Patient u. U. seine eigene Existenz bzw. sogar die Existenz der gesamten Welt oder des Universums (sogenannter **"nihilistischer Wahn"**).
Das Cotard-Syndrom kann z. B. bei schweren depressiven Störungen vorkommen.

39.

Was versteht man unter Hospitalismus?

Hospitalismus stellt eine Sammelbezeichnung sowohl für physische wie auch psychische Schädigungen dar, die in oder durch längeren Krankenhaus- bzw. Heimaufenthalt erworben werden können.

Beispiel: Nosokomiale Infektionen in Krankenhäusern bzw. negative psychische Folgen durch längeren Aufenthalt in medizinischen Einrichtungen.

40.

Was versteht man unter Logotherapie?

Begründer der **Logotherapie** war **V. Frankl**. Er ging davon aus, dass psychische bzw. seelische Störungen initiiert bzw. angestoßen und vertieft werden können durch einen fehlenden Sinn im Leben eines Menschen.

41.

Wozu werden "Déjà-vu-Erlebnisse" gezählt?

"Déjà-vu-Erlebnisse" gehören zu den **Paramnesien**, d. h. zu den Erinnerungsfälschungen.

42.

Was versteht man unter dem Ganser-Syndrom?

Mit dem Begriff **Ganser-Syndrom** bezeichnet man eine vorgetäuschte Hirnleistungsschwäche ("Pseudodemenz"). Es handelt sich insgesamt gesehen um eine vorgetäuschte Belastung bzw. pathologische Störung mit psychischen Symptomen.
Es ist durchaus möglich, dass das "Ganser-Syndrom" mit einer schweren Persönlichkeitsstörung korreliert.
Der Patient ist zwar in der Lage sich zu orientieren, jedoch scheint er nicht in der Lage zu sein, z. T. einfachste Denk- bzw. Gedächtnisleistungen zu bewerkstelligen.

43.

Erläutern Sie bitte kurz den Begriff "Kollusion" hinsichtlich einer Partnertherapie!

Kollusion bedeutet in und für eine Partnerbeziehung das unbewußte ("instinktive, unwillkürliche, nichteingestandene") Zusammenspiel beider Partnerteile.

44.

Nennen Sie wesentliche Merkmale eines Dämmerzustandes!

Signifikante **Merkmale für einen Dämmerzustand** wären z. B.:

* zeitliche Terminierung (oft mit plötzlichem Beginn bzw. plötzlichem Ende)
* eingeengtes Bewußtsein
* gestörte Umweltbeziehung
* eingeschränkte Handlungsfähigkeit
* häufig besteht nach dem Dämmerzustand eine Amnesie.

45.

Was versteht man unter den "Drei Instanzen" nach Freud ("Instanzenlehre")?

Es gibt nach S. Freud **drei Instanzen**, die das Selbst bilden:

* **Es** (steht insgesamt gesehen für die Gesamtheit der Triebe (Lust-Unlust-Prinzip); das Es ist der Hauptträger der sogenannten "Libidoenergie" (psychische Energie). Diese richtet sich vorwiegend auf Objekte, welche die Lust verschaffen).

- **Ich** (Dies ist der "Vermittler" zwischen Es und Über-Ich; es besitzt eine Aufgabe hinsichtlich der Koordination zur Bewältigung von Beziehungen und allen Aufgaben, die damit zusammenhängen. Es kann sich dabei verschiedener Strategien bzw. Mechanismen bedienen (z. B. Kompromiss, Ausgleich, Anpassung). Somit ist das Ich auch verantwortlich für das eigentliche Überleben durch Eigenschaften und Vorgänge wie geordnetes, logisches Denken, Behalten bzw. Speichern von Informationen (Gedächtnisfunktion), Kausalität und auch Angst (bzw. "Angstgefühl").

- **Überich** (besteht aus einem "Gewissen" bzw. einer Art "Ich-Ideal", d. h. hier werden moralische Grundregeln und Maßstäbe für das Leben des Individuums angelegt (z. B. durch Erziehung) und fixiert. Durch das Über-Ich sollen gesellschaftliche Ordnungen und ethisch-moralische Belange reflektiert und abgedeckt werden.

Lösungen der Fallbeispiele

1.
Fallbeispiel 1   Hier handelt es sich um einen **epileptischen Anfall**.

2.
Fallbeispiel 2   In diesem Fall könnte sich um **Poliomyelitis** handeln.

3.
Fallbeispiel 3   Die Patientin scheint insgesamt gesehen an einer **Angst-neurose** zu leiden.

4.
Fallbeispiel 4   Nahe liegt der Verdacht einer **Commotio cerebri** (Gehirn-erschütterung).

5.
Fallbeispiel 5   Es handelt sich hier um einen **pathologischen Rausch**.

6.
Fallbeispiel 6   Dieser Patient hat vermutlich einen **Schlaganfall** (Apoplex).

7.
Fallbeispiel 7   Veranlassen würde man in diesem Fall u. U. **Untersuchungen auf neurologische bzw. motorische Fehlentwicklungen**. Neben ausführlichen Gesprächen sollten nach Möglichkeit auch testpsychologische Beurteilungen - mit möglichst mehreren verschiedenen Tests - durchgeführt werden.

8.
Fallbeispiel 8   Der Patient leidet unter einer **Zwangsneurose**.

Literaturverzeichnis

Ahrens, S.: Lehrbuch der psychotherapeutischen Medizin, Schattauer-Verlag

BGW (Hrsg.): Unfallverhütungsvorschriften, Richtlinien, Sicherheitsregeln, Merkblätter.

Bommert, H.: Grundlagen der Gesprächspsychotherapie. Kohlhammer-Verlag

Dahmer, J.: Anamnese und Befund. Grundlagen klinischer Diagnostik. Thieme-Verlag

Donhauser, H.: Der Beruf des Heilpraktikers. Darstellung des Berufes, Analyse der Ausbildungssituation und Vorschläge zu ihrer Verbesserung.

Ebert, D.: Psychiatrie systematisch. Uni-Med-Verlag

Ermann, M.: Psychotherapeutische und psychosomatische Medizin. Kohlhammer-Verlag

Faller, A.: Der Körper des Menschen. Thieme-Verlag

Faust, V. (Hrsg.): Psychiatrie. Fischer-Verlag

Germer, J.: Farbatlas für Infektionskrankheiten. Schattauer-Verlag

Häfner, H.: Psychiatrie: Ein Lesebuch für Fortgeschrittene. Fischer-Verlag

Herold, G.: Innere Medizin. Selbstverlag G. Herold

Huber, G.: Psychiatrie. Schattauer-Verlag

Keidel, W. D.: Physiologie. Thieme-Verlag

Klußmann, R.: Psychotherapie. Springer-Verlag

Köhler, G.: Lehrbuch der Homöopathie. Hippokrates-Verlag

Lang, C.: Demenzen: Diagnose und Differentialdiagnose. Chapmann & Hall-Verlag

Liebau, K. F.: Berufskunde für Heilpraktiker. Pflaum-Verlag

Lippert, H.: Anatomie. Text und Atlas. Urban und Schwarzenberg-Verlag

Mertens, W.: Einführung in die psychoanalytische Therapie, Band 1–3. Kohlhammer-Verlag

Möller, H.-J.: Therapie psychiatrischer Erkrankungen. Enke-Verlag

Müller, C. (Hrsg.): Lexikon der Psychiatrie. Springer-Verlag

Pschyrembel: Klinisches Wörterbuch. Walter de Gruyter-Verlag

Riederer, P. u.a. (Hrsg.) Neuro-Psychopharmaka, Band 1–6. Springer-Verlag

Sandfort, M.; Donhauser, H.: Der Rote Faden. Nachschlagewerk zur Gesetzes- und Rechtskunde für den Beruf des Heilpraktikers. Synergie-Verlag

Schaffner, W.: Heilpflanzen und ihre Drogen. Mosaik-Verlag

Scharfetter, C.: Allgemeine Psychopathologie. Thieme-Verlag

Schettler, G.: Greten, H.: Innere Medizin. Thieme-Verlag

Schneider, K.: Klinische Psychopathologie. Thieme-Verlag

Schüßler, G.: Psychosomatik / Psychotherapie systematisch. Uni-Med-Verlag

Siegenthaler, W.: Differentialdiagnose innerer Krankheiten. Thieme-Verlag

Silbernagl, S.; Despopoulos, A.: Taschenatlas der Physiologie. Thieme-Verlag

Stahl-Kadlec, C.; Donhauser, H.: Diagnose-Rätsel.

Stahl-Kadlec, C.; Donhauser, H.: HP-Trainer. Repetitorium für den Heilpraktiker zur Ausbildungsbegleitung und Vorbereitung auf die Amtsärztliche Überprüfung. Lehmanns Media

Thews, G.; Mutschier, E.; Vaupel, P.: Anatomie, Physiologie, Pathophysiologie des Menschen. Wissenschaftliche Verlagsgesellschaft

Tölle, R.: Psychiatrie. Springer-Verlag

Tress, W. (Hrsg.): Psychosomatische Grundversorgung. Schattauer-Verlag

Valerius, K.-P.: Fotoatlas Neuroanatomie. Mit DVD. Lehmanns Media

Vogel, H.: Differentialdiagnose der medizinisch-klinischen Symptome. UTB/ Ernst Reinhardt-Verlag

Weylandt, K.-H., Klinggräff, P.v.: DDInnere Lehmanns Media